U0272990

前　言

《道地药材标准编制通则》的全部技术内容为推荐性。

本标准在遵从《中华人民共和国药典》的基础上，提出了道地药材的标准。

本标准由国家道地药材重点实验室培育基地及国家中医药管理局道地药材生态遗传重点研究室提出。

本标准由全国中药标准化技术委员会归口。

本标准起草单位：中国中医科学院中药资源中心。

本标准主要起草人：黄璐琦、郭兰萍、张小波、杨光、何雅莉、桑滨生、李钟军、张燕、朱寿东、王凌、郝庆秀、周奇。

引　言

　　道地药材是指在某一特定自然条件、生态环境、地域内所产的，且生产较为集中，栽培技术、采收加工也都有一定的要求，以至于较同种药材在其他地区所产者品质佳、疗效好，为行业所公认而久负盛名的药材。

　　为保证道地药材的品质和特色，规范道地药材认证及道地药材标志使用，提升道地药材的市场竞争力，保障人民安全用药，保护传统中医药文化遗产，特制定本标准。

道地药材标准编制通则

1 范围

本标准规定了道地药材标准撰写的通用格式和要求。

本标准适用于道地药材标准的建立。

2 规范性引用文件

写出标准制定过程中所引用的文件。

3 术语和定义

写出标准中出现的需要说明的术语和定义。

3.1

道地药材　daodi herb

在某一特定自然条件、生态环境、地域内所产的药材，且生产较为集中，栽培技术、采收加工也都有一定的讲究，以至于较同种药材在其他地区所产者品质佳、疗效好，为世所公认而久负盛名者。

注：药材品种和基原与道地药材相同，但非产自道地产区，或生产加工方式、性状、质量等与道地药材有一定差异的正品药材，即道地产区以外同种正品药材。

3.2

道地产区　daodi region

有确切的本草文献记载，得到行业普遍公认的道地药材产地。

4 来源及性状

描述道地药材的来源，描述其原植物、动物或矿物的性状，重点描述道地与同种其他产区药材的差别。

5 历史沿革

提供道地药材历史沿革考证信息，该信息必须表明如下内容：

a）本草、医籍、史志等历史文献对该道地药材及产地等的记载；

b）公认且稳定的优良性状、品质、生产加工方式等；

c）优良品质与产地、栽培、采收及产地加工相关的信息。本条是确定道地药材的必要条件，应详尽描述。

6 道地产区及生境特征

明确道地药材区域范围。

比较道地产区与其他产区自然环境，描述与道地药材品质形成相关道地产区的土壤、气候等立地条件。

7 遗传特征

对于个别已发现特定分子特征的道地药材，或已研究证明存在有特定的品种、品系的道地药材，鼓励对其特定的、稳定的遗传特征进行描述。

注：如未发现道地药材特有遗传特征，则本条可以省略。

8 质量要求

8.1 符合药典

道地药材的质量必须符合《中华人民共和国药典》对该药材的各项规定。

8.2 性状特征

记述药材性状及传统经验鉴别方法，包括肉眼观察到的性状或借用仪器观察到的显微性状等。重点描述道地药材有别于其他产区药材的特征，作为道地药材鉴别的依据。

8.3 化学成分特征

记述其道地药材与其他产区药材的化学成分差异，包括特征性成分、成分组成、指纹图谱特征等。

注：如未发现道地药材特有化学成分特征，则本条可以省略。

9 栽培、采收及产地加工

对于栽培道地药材，应描述道地产区特有的，与优良品质相关的栽培、采收、养殖及产地加工经验。对动物类或其他，可根据情况描述养殖特点。

10 包装、标识、运输和贮存

10.1 包装

按照道地药材贮存特性，说明有利于道地药材品质保存的包装材料和规格要求。

10.2 标识

道地药材应附标识，标识应标明道地产区，并可按规定使用道地药材标志。

10.3 运输

按照道地药材特性，说明有利于道地药材品质保存的运输工具和运输方式。

10.4 贮存

按照道地药材特性，说明有利于道地药材品质保存的贮存场所、贮存设备、贮存方式及注意事项等相关要求。

图书在版编目（CIP）数据

道地药材标准编制通则/中国中药协会编 . —北京：中国中医药出版社，2015.12
ISBN 978 - 7 - 5132 - 2893 - 0

Ⅰ. ①道… Ⅱ. ①中… Ⅲ. ①中药材 - 标准 Ⅳ. ①R282 - 65

中国版本图书馆 CIP 数据核字（2015）第 259598 号

中国中药协会
道地药材标准编制通则
ZGZYXH/T 10—2015

*

中 国 中 医 药 出 版 社 出 版
北京市朝阳区北三环东路 28 号易亨大厦 16 层
邮政编码 100013
网址 www.cptcm.com
传真 010 64405750
三河市双峰印刷装订有限公司印刷
各地新华书店经销

*

开本 880×1230 1/16 印张 0.5 字数 13 千字
2015 年 12 月第 1 版 2015 年 12 月第 1 次印刷

*

书号 ISBN 978 - 7 - 5132 - 2893 - 0 定价 10.00 元

*

如有质量问题请与本社出版部调换
版权专有 侵权必究
社长热线 010 64405720
读者服务部电话 010 64065415 84042153
书店网址 csln.net/qksd/

中国中药协会

道地药材标准编制通则

ZGZYXH /T 10—2015

*

中国中医药出版社出版

北京市朝阳区北三环东路28号易亨大厦16层

邮政编码 100013

网址 www.cptcm.com

传真 010 64405750

三河市双峰印刷装订有限公司印刷

各地新华书店经销

*

开本 880×1230 1/16 印张0.5 字数13千字

2015年12月第1版 2015年12月第1次印刷

*

书号 ISBN 978-7-5132-2893-0 定价10.00元

*

如有质量问题请与本社出版部调换

版权专有 侵权必究

社长热线 010 64405720

读者服务部电话 010 64065415 84042153

书店网址 csln.net/qksd/

ISBN 978-7-5132-2893-0

9 787513 228930 >

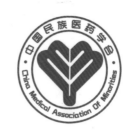

团 体 标 准

T/CMAM M10—M20—2019

蒙医医疗技术操作规范

2019—12—30发布

2020—06—30实施

中国民族医药学会 发布

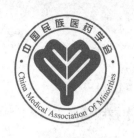

团 体 标 准

T/CMAM M10—M20—2019

蒙医医疗技术操作规范

U0272989

2019-12-30 发布

2020-06-30 实施

中国民族医药学会 发布

图书在版编目（CIP）数据

蒙医医疗技术操作规范 / 中国民族医药学会编著 .—北京：
中国中医药出版社，2020.6
（中国民族医药学会标准）
ISBN 978-7-5132-6038-1

Ⅰ.①蒙… Ⅱ.①中… Ⅲ.①蒙医—医疗卫生服务—
技术操作规程—中国 Ⅳ.① R29-65

中国版本图书馆 CIP 数据核字（2020）第 006244 号

中国民族医药学会
蒙医医疗技术操作规范
*
中国中医药出版社出版
北京经济技术开发区科创十三街 31 号院二区 8 号楼
邮政编码 100176
网址 www.cptcm.com
传真 010-64405750
廊坊市祥丰印刷有限公司印刷
各地新华书店经销
*
开本 880×1230 1/16 印张 4.75 字数 138 千字
2020 年 6 月第 1 版 2020 年 6 月第 1 次印刷
*
书号 ISBN 978 - 7 - 5132 - 6038 - 1 定价 49.00 元
*
社 长 热 线 010-64405720
购 书 热 线 010-89535836
维 权 打 假 010-64405753

微信服务号 zgzyycbs
微商城网址 https://kdt.im/LIdUGr
官 方 微 博 http://e.weibo.com/cptcm
天猫旗舰店网址 https://zgzyycbs.tmall.com

如有印装质量问题请与本社出版部联系（010-64405510）
版权专有 侵权必究

目　次

引　言

　　少数民族医药是我国传统医药和优秀民族文化的重要组成部分，具有鲜明的民族性、地域性和传承性，在民族聚居地区有着深厚的群众基础，深受本民族人民信赖与认同，为保障人民健康、促进经济社会发展发挥着重要作用。促进少数民族医药事业发展事关深化医药卫生体制改革、尊重民族情感、传承民族文化、增强民族团结的大局。党中央、国务院高度重视少数民族医药事业发展，印发《"健康中国 2030"规划纲要》《中医药发展战略规划纲要（2016—2030 年）》和《"十三五"促进民族地区和人口较少民族发展规划》等文件，着眼推进健康中国建设，提出了一系列事关民族地区和少数民族医药发展的长远性、全局性举措。《中华人民共和国中医药法》明确提出"国家采取措施，加大对少数民族医药传承创新、应用发展和人才培养的扶持力度，加强少数民族医疗机构和医师队伍建设，促进和规范少数民族医药事业发展"。

　　推动少数民族医药特色技术整理和推广工作，保护和传承少数民族医药特色技术，为少数民族医医疗机构和少数民族医特色专科提升服务，促进少数民族医药特色技术在基层医疗卫生机构推广应用，提高基层诊疗机构少数民族医药服务能力，既是各族群众日益增长的健康需求，也是维护人民群众基本健康权益，解决各族群众最关心、最直接、最现实的民生问题，更是推进健康中国建设，造福广大人民群众的有力手段。

　　2017 年、2018 年先后接到国家中医药管理局医政司"民族医诊疗技术规范制修订"和"少数民族医药特色技术整理规范"项目任务后，中国民族医药学会组织相关分会专家对上报的技术从安全、有效、规范、经济、符合伦理等角度反复论证，最终由中医专家进行内容审查，整理出藏医、蒙医、傣医、哈萨克医、土家医等第一批 53 个少数民族医诊疗技术操作规范，并通过中国民族医药学会标准化技术委员会审定，予以发布。

　　此标准的编写与出版，先后得到了国家中医药管理局医政司、中国民族医药学会各标准化研究推广基地（西藏自治区藏医院、青海省藏医院、内蒙古国际蒙医医院、西双版纳州傣医医院、新疆阿勒泰地区哈萨克医医院、湘西土家族苗族自治州民族中医院、湘西土家族苗族自治州民族医药研究所）和相关专家王麟鹏、雷仲民、林谦、付国兵的参与和大力支持，并付出了艰辛劳动，对此，谨致以诚挚敬意和衷心感谢。

中国民族医药学会

2020 年 1 月

前　言

　　《蒙医医疗技术操作规范》（以下简称《规范》）包括蒙医萨木拿乎（拔罐放血）技术、蒙医扫如乐（拔罐）技术、蒙医哈拿乎（放血）技术、蒙医嘎拉哈塔古日（火针）技术、蒙医托格呢乎（灸疗）技术、蒙医伊力朱努乎拉乎（涂搽推拿）技术、蒙医布利延哈塔古日（温针）技术、蒙医阿古日塔古鲁乎（熏蒸）技术、蒙医京呢乎（罨敷）技术、蒙医额木图阿尔善（药浴）技术、蒙医哈塔格乎（针刺）技术等 11 个部分。

　　在制定本《规范》时，我们收集整理了《甘露四部》《观者之喜》《蒙药正典》《开景雅敖其尔》《蒙医传统疗术与现代研究》《蒙医传统五疗学》《四部医典后续除黑明灯》《蓝琉璃》等蒙医经典书籍中记载的疗效确切的传统疗法及现代名老蒙医学家的经典手法，采集了各地蒙医传统疗法操作技术及其应用情况，应用数理统计分析方法，遴选出成熟度较高、适用范围较广、行业认可度较高的蒙医针刺、温针、灸疗、放血、推拿、敷疗等 11 个技术操作方法。通过病例回顾研究、问卷调查、多次专家论证，多次优化修改，最终制定出本《规范》。

　　本《规范》属内蒙古蒙医药标准化项目。

　　本《规范》由国家中医药管理局医政司委托。

　　本《规范》由中国民族医药学会提出并发布。

　　本《规范》管理单位：内蒙古自治区蒙中医药管理局、内蒙古蒙中医药标准化办公室、内蒙古自治区财政厅。

　　本《规范》起草单位：内蒙古自治区国际蒙医医院、内蒙古医科大学、锡林郭勒盟蒙医医院、鄂尔多斯市蒙医医院、内蒙古民族大学附属医院。

　　本《规范》负责组织专家修改、复核、论证、整理，上报人：乌兰、姚哈斯、阿古拉、陈英松、斯琴巴特尔、孟柯、宝龙、斯琴图、伊勒泰、赛音朝克图、李季珍、乌兰图雅、格日勒、苗美、乌兰娜、温荣荣。

　　本《规范》由赛音朝克图、格日勒、乌兰图雅校对，姚哈斯审校。

　　本《规范》主要起草人：姚哈斯、陈英松、斯琴巴特尔、孟柯、斯琴图、伊勒泰、孟和毕力格、赛音朝克图、塔娜、格日勒、洪玉光、达布希拉图、白桂荣、吴喜、苏雅拉、敖其尔、魏萨仁、乌云图雅、乌兰娜、宝龙。

　　本《规范》编写人（按疾病顺序排列）：

　　蒙医哈拿乎（放血）技术：姚哈斯、塔娜、洪玉光。

　　蒙医哈塔格乎（针刺）技术：姚哈斯、白桂荣、苗美。

　　蒙医托格呢乎（灸疗）技术：姚哈斯、苏雅拉、阿拉腾其木格。

　　蒙医伊力朱努乎拉乎（涂搽推拿）技术：姚哈斯、陈英松、敖其尔。

　　蒙医京呢乎（罨敷）技术：姚哈斯、赛音朝克图、格日勒、魏萨仁。

　　蒙医额木图阿尔善（药浴）技术：姚哈斯、洪玉光、乌云托娅。

　　蒙医萨木拿乎（拔罐放血）技术：姚哈斯、其其格玛、塔拉。

　　蒙医扫如乐（拔罐）技术：姚哈斯、其其格玛、塔拉。

　　蒙医嘎拉哈塔古日（火针）技术：姚哈斯、乌吉明珠、乌兰娜。

　　蒙医布利延哈塔古日（温针）技术：姚哈斯、苗美、陈呼格吉勒图。

　　蒙医阿古日塔古鲁乎（熏蒸）技术：姚哈斯、吴喜、苗美、旭仁其木格。

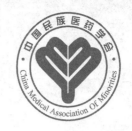

团 体 标 准

T/CMAM M10—2019

蒙医医疗技术操作规范
蒙医哈拿乎（放血）技术

2019-12-30 发布　　　　　　　　　　2020-06-30 实施

中国民族医药学会 发布

蒙医医疗技术操作规范　蒙医哈拿乎（放血）技术

1　术语和定义

蒙医哈拿乎技术是用特制的放血器，切开或刺破人体浅表静脉特定穴位，放出病血（恶血）、病气，改善赫依血循环，消肿、止痛，引病外除，达到治疗和预防疾病目的的一种外治疗法。

放血方法主要有纵切、横切、斜切、侧刺、复刺、点刺法等。放血器主要有镰状、三棱针、斧形、平刃、剑形等。

2　范围

适用于由血、希拉引起的热性疾病。有伤热扩散、骚热、疫热；痈疽、疖肿、疮疡、丹毒；痛风、索日亚（包括结核）、协日乌素病；巴达干与赫依引起的疾病虽系寒证，但若与血和希拉合并时，亦可采用放血疗法。

3　常用器具及基本操作方法

3.1　常用器具

放血器、高温高压消毒柜、止血带、缚带（止血带）、碘伏、熏药、止血药、止血钳、镊子、消毒盘、一次性无菌手套、干棉球、纱布、医用氧气、一次性床单等。

治疗室应安静、整洁、阳光照射充足、温度适当，患者坐卧用床椅整齐，每日用紫外线灯照射消毒1次，每次30分钟。

3.2　基本操作方法

3.2.1　术前准备

3.2.1.1　一般准备

除了诊断应做的检查、检验外，常规检查血常规、血糖、凝血四项、心电图、双下肢动静脉彩超等；术前检测患者呼吸、脉搏、体温、血压；告知患者术中及术后可能出现的不良反应，签订知情同意书。备齐物品，携至患者身旁。

3.2.1.2　远行准备

哈拿乎治疗前，如热病未成熟，先促其成熟；健血（正血）与病血（恶血）未分离，先给予汤药，促其分离，然后再放血。健血（正血）与病血（恶血）的分离，通常用三子汤；促使赫依热成熟，用苦参单味汤；巴达干与血之分离，用青木香、苦参双味汤；寒热交杂症与聚合症的分离，用栀子汤；血、希拉分离，用木通、苦参双味汤；引导病血（恶血）出脉者，用荜茇单叶汤；促使快速成熟，用苦参汤为佳。一般放血前3天，早晚各空腹服用分离汤后再放血。若不用汤药分离，直接行哈拿乎疗法，会导致健血（正血）流失，病血（恶血）不出，产生赫依，导致余热滞留。

3.2.1.3　近行准备

哈拿乎前，嘱患者少量饮水，适量运动（避免出汗），促使赫依血循环加速，黑脉鼓起后再放血。

3.2.2　器械消毒

准备高温高压专用消毒柜消毒放血器、止血钳、镊子、消毒盘等器械。

3.2.3　体位、消毒及结扎

选定哈拿乎脉位和适宜的体位，充分暴露哈拿乎部位，术者用肥皂洗手或75%酒精擦拭手，戴一次性无菌手套。常规碘伏消毒放血脉位，在放血脉位上 2 寸处，用缚带或止血带结扎，结扎带粗细、松紧适度，不得使皮肤褶皱。

3.2.4 选择哈拿乎手法

3.2.4.1 原则

根据哈拿乎脉位的不同，选择不同的放血器和哈拿乎方法。如纵切法、横切法、斜切法、侧刺法、复切法、点刺法等。

3.2.4.1 手法

纵切法：是使用斧形放血器纵向切开黑脉脉位放血，主要用于关节、骨骼部位较粗、较表浅的黑脉脉位放血的一种放血手法。

横切法：是使用剑形或刀形放血器，横切细小黑脉放血，主要用于肌肉较厚处或四肢末梢细小黑脉脉位放血的一种放血手法。

斜切法：是使用剑形或刀形放血器，剑锋或刀尖对准中小黑脉，斜刺脉管放血，主要用于中小黑脉脉位放血的一种放血手法。

侧刺法：是使用剑形放血器，剑锋对准黑脉一侧，纵刺或斜刺放血，主要用于舌下黑脉或阴部黑脉脉位放血的一种放血手法。

复刺法：是使用剑形放血器，先轻轻刺破皮肤，在缓慢点刺黑脉放血，主要用于要害部位或重要器官处黑脉放血的一种手法。

点刺法：是使用银针、火针或一次性放血器，点刺耳背、舌下、鼻尖、鼻根部细小黑脉或头面部、四肢末梢无明显黑脉处放血，主要用于耳、舌、鼻细小黑脉穴位放血或头面部、四肢末梢无明显血管处。

哈拿乎技巧：一般左手固定哈拿乎脉位，右手持放血器，准确无误地刺入哈拿乎脉位，快速拔出放血器，让血液自然流出（或喷出）。

哈拿乎量：一般以放出的血色由暗红变为鲜红为度，但是也应考虑患者的体质及病情。

隔 7 日 1 次，2 次为 1 个疗程。

3.2.5 术后处理

放血完毕后，将结扎带缓缓解开，常规消毒伤口，敷消毒纱布贴敷或包扎。让患者平躺于诊疗床上，观察体温、呼吸、血压、脉搏等基本情况。如正常，告知患者注意事项及禁忌，让患者休息 5 分钟后方可离去。做好治疗记录，处理术中使用的器具及一次性耗材等。

3.2.6 护理

起居方面，避免剧烈运动及体力劳动和日晒火烤，止血、防希拉热复发；术后 3 天避免淋浴、泡澡，尤其是伤口处要防水，以免感染等。饮食方面，忌葱、蒜、姜等刺激性食物和易引发赫依病的饮食。

4 常见病操作技术

4.1 血希拉性头痛（偏头痛）

4.1.1 概述

血希拉性头痛是由于在外因作用下，精华与糟粕分离受阻，引起的希拉热偏盛，侵入血液，导致病血（恶血）增多，病血与希拉相助伤及脑黑脉、白脉引起的以一侧或双侧额、颞、枕部阵发性搏动性跳痛、胀痛或钻痛为主要症状，伴有视幻觉、偏盲、恶心等次要症状的临床综合征。本病属蒙医"血希拉症"范畴，与西医"偏头痛"相似。

4.1.2 治法治则

除病血（恶血），清血热，调体素，改善赫依血循环。

4.1.3　操作方法

哈拿乎（放血）前远行准备：放血前 3 天，口服三子汤分离健血（正血）与病血（恶血）；放血前近行准备：放血前嘱患者少量饮水，适量运动。

患者取坐位，额部或颈部用止血带进行结扎（结扎带不宜过粗、松紧适度，不得使皮肤褶皱或影响颈部供血）。医者用肥皂水洗手或消毒液擦拭手，戴无菌手套，常规碘伏消毒额脉脉位（或银柱脉、金柱脉）。左手掌外侧固定哈拿乎脉位，拇示指持斧形放血器纵向对准脉位；右手中指用力弹击斧形放血器刀背（或用镊子手柄敲击斧形放血器刀背）纵切放血，快速拔出放血器，让血液自然流出（或喷出）。如配合囟门脉和六头脉（肘脉）放血，左手固定脉位，右手持剑形或三棱针放血器对准脉位点刺放血。放血量一般以放出的血色由暗红变鲜红为度。放完血后，缓缓解开结扎带，常规消毒伤口，敷消毒纱布包扎（或贴创可贴），让患者平躺于诊疗床上。观察患者的体温、呼吸、血压、脉搏等基本情况。如正常，告知患者注意事项及禁忌，稍事休息后方可离去。7 日 1 次，2 次为 1 个疗程。

4.2　琪顺达如乐塔温都日吉乎（高血压）

4.2.1　概述

琪顺达如乐塔温都日吉乎是机体在外因作用下，精华与糟粕分离受阻，血希拉热偏盛，降于黑脉，导致赫依血循环受阻，体循环黑脉压（动脉压）增高，引起的以头痛、头晕、目眩为主要临床表现的疾病。可影响重要脏器，尤其是心、脑、肾的功能，最终导致脏器功能衰竭。本病属蒙医"血希拉症"范畴，与西医"高血压"一致。

4.2.2　治法治则

除病血（恶血），清血热，改善赫依血循环。

4.2.3　操作方法

哈拿乎前远行准备：放血前 3 天，口服三子汤分离健血（正血）与病血（恶血）；哈拿乎前近行准备：哈拿乎前嘱患者少量饮水，适量运动。

患者取坐位，在肘上 2 寸处用止血带进行结扎（结扎带不宜过粗、松紧适度，不得使皮肤褶皱或影响颈部供血）。常规消毒脏腑总脉脉位，左手掌固定放血脉位，右手持剑形放血器，拇示指用力纵切脏腑总脉穴放血，快速拔出放血器，让血液自然流出或喷出。如配合枕辨脉脉位放血，可用剑形或三棱针放血器点刺或拔罐放血；也可配合在耳后之任一鼓起脉用三棱针或剑形放血器点刺放血。脏腑总脉穴放血量一般以放出的血色由暗红变鲜红为度。放完血后，缓缓解开结扎带，常规消毒伤口，敷消毒纱布包扎（或贴创可贴），让患者平躺于诊疗床上。观察患者的体温、呼吸、血压、脉搏等基本情况。如正常，告知患者注意事项及禁忌，稍事休息后方可离去。7 日治疗 1 次，2 次为 1 个疗程。

4.3　贵乐森宝勒其日海因哈布德尔（扁桃体炎）

4.3.1　概述

贵乐森宝勒其日海因哈布德尔是由于长期吸烟、饮酒，过食葱、蒜、辣椒、陈肉等锐热食物和劳累等外因导致血、希拉增多，合并黏毒侵犯咽喉及扁桃体；或因感冒、肺热等热病导致血、希拉上亢，合并黏毒侵于咽喉、扁桃体引发的以扁桃体红肿、咽喉疼痛为主要临床表现的疾病。本病多见于青少年，春秋季节多发。本病属蒙医"血、希拉症黏病"范畴，与西医"扁桃体炎"相似。

4.3.2　治法治则

清血、希拉热，抑黏，除病血（恶血）。

4.3.3　操作方法

哈拿乎前远行准备：放血前 3 天，口服三子汤分离健血（正血）与病血（恶血）；哈拿乎前近行准备：放血前，嘱患者少量饮水，适量运动。

患者取坐位，颈部用止血带进行结扎（结扎带粗细、松紧适度，不得使皮肤褶皱），或让患者揉搓耳背黑脉，使耳背黑脉鼓起后用三棱针或剑形放血器点刺放血。哈拿乎（放血）量以血色由暗红变鲜红为度。放血完毕后，缓缓解开结扎带，常规消毒伤口。观察患者的体温、呼吸、血压、脉搏等基本情况。如正常，嘱患者休息5分钟后离去。7日1次，2次为1个疗程。

注：此技术适用于由血、希拉引起的热性疾病。有伤热扩散、骚热、疫热；痈疽、疖肿、疮疡、丹毒；痛风、索日亚（包括结核）、协日乌素病；巴达干与赫依引起的疾病虽系寒证，但若与血和希拉合并时，亦可采用放血疗法。

5 禁忌证

a）患有血小板减少症、血友病，有出血倾向者，以及晕血、血管瘤、肿瘤、精神异常等患者一般禁用本疗法。

b）意识不清，心、肺、肝、肾功能不全，贫血、低血压，孕期和过饥过饱、醉酒、过度疲劳者，不宜使用本疗法。

c）产后、术后或泻法、催吐法、鼻药及灌肠法施治之后，亦禁用放血疗法。

d）空腹血糖 ≥ 8mmol/L 或伴有周围神经损伤的糖尿病患者不宜使用本疗法。

e）阴天、下雨、刮风等恶劣天气或冬季，不宜大量放血。

6 注意事项

a）术前，应做好解释沟通工作，消除患者心理负担，避免术中出现异常现象。

b）行哈拿乎技术时，注意选择放血器、哈拿乎方法、深度、哈拿乎量等。

c）哈拿乎治疗时，应避免刺穿血管，导致血肿或出血不止等。

d）术后，应注意血液是否凝固，有没有出现血肿。

7 异常情况及处理措施

7.1 不出血或出血量过少

一般受寒受凉、恐惧紧张、过饥过饱或选择脉位不当、脉道不充盈（未鼓起）、刀刃不锋利、切口过小、皮肤褶皱或止血带松紧度不适、结扎后未等脉道充盈施治等，都有可能导致不出血或出血量过少。消除患者紧张情绪，重新选择适当的脉位和放血器，调整好止血带的松紧度；脉道鼓起后，把握好切口及深度，重新操作1次。

7.2 出血不止

放血后，出现血流不止时，可在放血部位压迫止血或冷敷止血。

7.3 伤口肿胀

放血切口过小或刺伤骨膜、肌腱时，可出现伤口肿胀。可采用冷敷，或用酒调制的血竭、松脂、胆石、滑石、红花、苦参等药物做贴剂，消除肿胀，达到活血化瘀目的。

7.4 晕厥

过度恐惧紧张、出血过多时，可引起晕厥。应立刻采取止血，去枕平卧，饮糖水或热敷赫依穴。上述处理无效时，立即给予吸氧，同时观察生命体征，必要时实施其他抢救措施。

7.5 诱发赫依病

赫依型体质或身体虚弱、久病未愈者，放血治疗后可能诱发赫依病发生。这时，应在赫依穴处涂搽黄油，进行推拿。还可给予适量糖水或服用四骨汤。

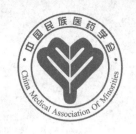

团 体 标 准

T/CMAM M11—2019

蒙医医疗技术操作规范
蒙医哈塔格乎（针刺）技术

2019-12-30 发布　　　　　　　　　　2020-06-30 实施

中国民族医药学会 发布

蒙医医疗技术操作规范　蒙医哈塔格乎（针刺）技术

1　术语和定义

蒙医哈塔格乎（针刺）技术是在蒙医理论指导下，用特制的针具刺入人体特定的穴位，给予针刺及冷热刺激，达到燥协日乌素、除病气或引出脓血的一种外治疗法。

2　范围

适用于乎朱奈乎英（颈椎病）、木仁奈乎英（肩周炎）、尼如奈乎英（腰椎病）、关节协日乌素病（强直性脊柱炎、风湿性及类风湿关节炎、风湿性肌痛症）等骨关节疾病；脉阻性萨病（脑梗死）、射血性萨病（脑出血）、尼古仁萨（周围性面瘫）、脑外伤、脊髓外伤、尺神经损伤、桡神经损伤等白脉病；头痛、眩晕、失眠、健忘、精神症、癫痫、呃逆、赫依性刺痛、赫依性疾病；蒙格日（慢性支气管炎）、呼吸困难（咳嗽变异性哮喘、过敏性哮喘）等呼吸系统疾病；各种眼病、鼻炎、牙痛、耳鸣、三叉神经痛、急慢性咽喉炎等；不消症、胃肠痉挛、婴幼儿腹泻、婴幼儿厌食症、遗尿症、瘀气病、痞块、巴达干寒证；月经紊乱、痛经等妇科疾病；带状疱疹、湿疹、各种皮炎；内外妇儿科多数疾病及其他技术治疗无效的，皆可用针刺技术治疗。

3　常用器具及基本操作方法

3.1　常用器具

灭菌金、银针（含金、银量85%、直径1mm、长度40cm）或一次性无菌针灸针、艾尔碘、75%酒精、无菌棉签、无菌手套、无菌钳子、弯盘、医用氧气、一次性床单等。

针灸室应安装换气扇，需干净、安静，阳光照射充足，温度适当，患者坐卧用床椅整齐；每日用紫外线灯照射消毒1次，每次30分钟。

3.2　基本操作方法

3.2.1　术前准备

除了诊断应做的检查、检验外，常规检查血常规、血糖及心电图；施术前，应检测患者体温、血压、脉搏、呼吸等生命体征。告知患者术中及术后可能出现的不良反应，并做好医患沟通记录，签订知情同意书。

3.2.2　体位及消毒

根据针刺部位，选择适宜的体位，且以患者感到舒适、肌肉保持放松、能持久留针为宜（如仰卧位、俯卧位、侧卧位、后仰坐位、前俯坐位等）。充分暴露针刺部位，以便于操作。术者在开始治疗前，用肥皂水清洗或用75%的酒精棉签擦拭或用医用消毒液擦拭消毒双手。用75%的酒精棉或艾尔碘由内向外做环行擦拭消毒穴位，一穴一消。

3.2.3　针刺方法及手法

术者左手拇指或示指按压穴位，右手持针，紧靠左手指甲缘，快速将针刺入皮肤；或左手持两支艾尔碘棉棒夹持针灸针，右手拇、示指用力将针快速刺入皮肤。然后右手缓慢将针推入穴位深处，或边捻转针柄边将针刺入穴位深处。

针刺方法有直刺、横刺、斜刺、平刺、十字形刺、穿透刺、避开脏腑刺、避开外生殖器和要害部位刺等。针刺手法有单手针刺、双手针刺、管针针刺等多种针刺手法。

直刺法：针身与皮肤呈90°的直角，针尖垂直而下。适用于肌肉丰满部位的穴位和脊椎、关节、下腹部等处。

横刺法：针身与皮肤呈 15°角，针横向刺入。适用于肌肉层较薄部位的穴位及肝、脾、肾等重要脏腑的穴位。

斜刺法：针身与皮肤呈 45°角倾斜刺入。适用于肌肉层较薄处、内有重要脏腑，或不宜直刺、深刺穴位。

十字刺法：针身与皮肤成 90°的直角直刺下去穿透皮肤之后，针尖向 4 个方向旋动的针法针刺。适用于肌肉层较厚部位穴位、胃痞块及脓液等。

透刺法：针尖刺入后，由一穴位向另一穴位穿透。适用于头面部及肢体远端穴位。

3.2.4 针感

针刺入一定深度时，局部出现酸、麻、胀、痛、重感，亦可向一定方向传导，此谓正常针感。

3.2.5 留针

根据病情及患者的体质，一般留针 25 分钟。每隔 5 分钟，给予 1 次捻转，提插刺激 1 次或接电针治疗仪给予适宜刺激。

3.2.6 起针

左手持消毒干棉签按压穴位，右手拇示指将针柄轻轻向上提或捻转上提，将针取出，同时左手用棉签轻轻按压穴位即可。

每日 1 次，10 次为 1 个疗程。

3.2.7 术后处理

取针后，针眼红肿可冷敷，针眼出血可用消毒棉签压迫止血；告知患者注意事项及禁忌等，观察患者的体温、呼吸、血压、脉搏等基本情况。如正常，嘱患者稍事休息后离去。做好治疗记录，处理术中使用的器具及一次性耗材等。

3.2.8 护理

起居方面，术后 3 天避免洗澡、风吹、淋雨、游泳、浸水等；避免剧烈运动，日晒火烤，防止大量出汗。饮食方面，忌葱、蒜、姜、茶、烟、酒等刺激性食物及不易消化或生冷饮食。

4 常见病操作技术

4.1 尼古仁萨（周围性面神经麻痹）

4.1.1 概述

尼古仁萨（周围性面神经麻痹）是由于长期劳累、局部受风寒刺激、熬夜、外伤导致三根失调，赫依偏盛致使面部赫依血循环受阻，白脉功能受损引起的患侧面肌瘫痪、额纹消失、眼裂闭合不全、鼻唇沟变浅、口角喎向健侧等面神经功能障碍性疾病。本病属蒙医"头白脉病"范畴，分寒、热两型；与西医"周围性面神经麻痹（贝尔麻痹）"相对应。

4.1.2 治法治则

调节失衡三根，改善赫依血循环，修复白脉。

4.1.3 操作方法

备齐一次性针灸针、艾尔碘、消毒棉签、无菌手套等物品，携至床旁。患者取仰卧位，术者常规消毒双手（或戴无菌手套）及穴位。术者左手拇指或示指按压穴位，右手持针，紧靠左手指甲缘，快速将针刺入皮肤；或左手持两支艾尔碘棉签夹持针灸针，右手拇、示指用力将针快速刺入穴位深处，达到得气（针感）。急性期可用 0.35 mm×40 mm 的一次性针灸针斜刺歪嘴穴，直刺耳前穴及纠正穴，进针长度为 0.5 寸，留针 25 分钟。恢复期可用 0.35 mm×40 mm 的一次性针灸针横刺眉上穴、眉中穴及斜刺眶下穴，进针长度为 1 寸；用 0.35 mm×60 mm 的一次性针灸针从歪嘴穴向纠正穴、耳前穴及颧骨下穴方向透刺，进针长度为 2 寸，留针 25 分钟。起针时，术者用左手持消毒干棉签按压针眼处，右手拇示指向上提拉针柄或轻轻捻转上提针柄取针。一般每日 1 次或隔日 1 次，10 次为 1 个疗程，可连续治疗 2 个疗程。急性期不做电针治疗，可配合电磁波及微波照射治疗；恢复期需结合电针及面部点穴弹拨推拿治疗，并根据寒热病证可加灸上述穴位或面部拔罐放血或耳背静脉放血，还可配合电磁波、微波照射治疗。

4.2 尼如奈乎英（腰椎间盘突出症）

4.2.1 概述

尼如奈乎英（腰椎间盘突出症）是由于受凉、受潮、劳累或过度负重、外伤等原因导致三根失调，病血与协日乌素积聚于腰椎关节、周围肌肉、肌筋膜等处，导致白脉功能受阻引起的腰背痛、坐骨神经痛、下腹部或大腿前外侧痛、间歇性跛行、患肢发凉（也称寒性坐骨神经痛）等白脉支配区域的运动、感觉障碍性疾病。本病属蒙医"乎英"病范畴，分赫依、协日、巴达干三型；与西医"腰椎间盘突出症"相对应。

4.2.2 治法治则

改善赫依血循环，燥协日乌素，镇痛祛麻，修复白脉。

4.2.3 操作方法

备齐一次性针灸针、银针、艾尔碘、消毒棉签、无菌手套等物品，携至床旁。嘱患者取俯卧位或侧卧位，术者常规消毒双手（或戴无菌手套）并选蒙医脊柱三穴、水痞穴、闭孔穴、髋白穴等主穴及巴达干穴、脊柱肾穴、股外侧穴、腘窝穴、肌腹穴等配穴进行常规消毒。术者左手拇指或示指按压穴位，右手持针，紧靠左手指甲缘，快速将针刺入皮肤；或左手持两支艾尔碘棉签夹持针灸针，右手拇、示指用力将针快速刺入皮肤，可直刺或斜刺达到得气（针感）。用 0.35 mm ×40 mm 的一次性针灸针直刺突出椎间盘相应蒙医脊柱三穴主穴，进针长度为 1 寸；用 0.35 mm×75 mm 的一次性针灸针直刺旁穴行窜针，即针尖垂直于穴位皮肤，先快后慢地刺入旁穴，行提插直至针下有落空感，患者感觉针感窜至疼痛部位为宜（初学者勿试），进针长度为 2.0 ～ 2.5 寸。用 0.35 mm×50 mm 的一次性针灸针直刺巴达干穴、脊柱肾穴、股外侧穴、腘窝穴、肌腹穴等配穴，进针长度为 2 寸，留针 25 分钟。起针时，术者用左手持消毒干棉签按压针眼处，右手拇示指向上提拉针柄，或轻轻捻转上提针柄取针。每日 1 次或隔日 1 次，10 次为 1 个疗程，可连续治疗 2 个疗程。根据寒热病证，可加温针及拔罐放血治疗。

4.3 萨病（脑卒中）恢复期

4.3.1 概述

萨病（脑卒中）是由于长期食用高脂、多糖、生冷不易消化食物及吸烟、酗酒、劳累、熬夜等饮食、起居不当等多种外因导致三根失衡，巴达干萨利素增多，黏附于血管壁上，与病血（恶血）相助，赫依血脉循环受阻，致使血管硬化、血管堵塞或血管破裂出血。损伤脑黑脉、白脉功能引起的半身不遂，口角㖞斜，舌强语謇或不语，偏身麻木等局限性或弥漫性脑功能缺损的临床事件。本病属蒙医"脑白脉病"范畴。按黑脉堵塞或破裂，可分为脉阻性萨病、射血性萨病两种；按寒热证候可分为嘎拉萨、乌笋萨两种；按肌张力障碍，可分为弛缓期、痉挛期、分离运动期三种。本病与西医"脑卒中"相对应。

4.3.2 治法治则

平衡三根，改善赫依血循环，醒脑开窍，修复白脉。

4.3.3 操作方法

4.3.3.1 一般方法

备齐一次性针灸针、艾尔碘、消毒棉签、无菌手套等物品，携至床旁。患者取仰卧位或健侧卧位、坐位，术者常规消毒双手（或戴无菌手套）及穴位。头皮针，选运动区或感觉区、平衡区、足运感区、语言区；体针，选肩穴、三角肌穴、三角肌下穴、肘外侧穴、腕上穴（外）、腕横纹穴、食拇间穴、指腱穴、拇指穴等穴位；下肢直刺或斜刺膝上内侧穴Ⅰ、膝上内侧穴Ⅱ、强身穴、腓骨小头穴、足上腱穴、跟腱穴、健走穴、趾间穴、蹈趾第一穴、蹈趾第三穴等穴位。术者左手拇指或示指按压穴位，右手持针，紧靠左手指甲缘，快速将针刺入皮肤；或左手持两支艾尔碘棉签夹持针灸针，右手拇、示指用力将针快速刺入皮肤，可直刺或斜刺达到得气（针感）。

4.3.3.2　弛缓期

头皮针刺法：患者取坐位，根据大脑皮层受损区域选择运动区或感觉区、平衡区、足运感区、语言区。用 0.35 mm×25 mm 的一次性针灸针斜刺进针至帽状腱膜下，一般选用透刺法，进针长度为 1 寸，捻针刺激（60 次 / 分）。同时嘱患者配合做躯干的旋转、坐位重心移位、上、下肢的屈伸、内收、外展等运动。

体针针刺法：患者取仰卧位，上肢直刺或斜刺肩穴、三角肌穴、三角肌下穴、肘外侧穴、腕上穴（外）、腕横纹穴、食拇间穴、指腱穴、拇指穴等穴位；下肢直刺或斜刺膝上内侧穴Ⅰ、膝上内侧穴Ⅱ、强身穴、腓骨小头穴、足上腱穴、跟腱穴、常走穴、趾间穴、蹈趾第一穴、蹈趾第三穴等穴位，进针长度为 1.5 寸。上肢强刺内侧肌群不留针，缓刺外侧肌群。下肢膝上强刺外侧肌群不留针，缓刺内侧肌群；膝下强刺内侧肌群不留针，缓刺外侧肌群，留针 25 分钟。

4.3.3.3　痉挛期

头皮针针刺法：患者取坐位，根据大脑皮层受损区域选择运动区或感觉区、平衡区、足运感区、语言区斜刺进针至帽状腱膜下。一般选用透刺法，进针长度为 1 寸，捻针刺激（60 次 / 分），并让患者配合做躯干的旋转、坐位重心移位，以及上、下肢的屈伸、内收、外展等运动。

体针针刺法：患者取健侧卧位，患肢在上。上肢直刺或斜刺肩穴、三角肌穴、三角肌下穴、肘外侧穴、腕上穴（外）、腕横纹穴、食拇间穴、指腱穴、拇指穴等穴位；下肢直刺或斜刺髋臼穴、髎孔穴、腘窝上凹穴、强身穴、腓骨小头穴、足上腱穴、跟腱穴、趾间穴、蹈趾第一穴、蹈趾第三穴等穴位，进针长度为 1～2 寸。如手指握拳式痉挛严重时，可用穿掌针或重刺食拇间穴、指间穴。如跖屈痉挛严重时，可在健走穴行穿脚掌针；如跖屈痉挛严重时，可沿胫骨缘强力斜刺内踝上四指穴或重刺趾间穴、蹈趾第一穴、蹈趾第三穴。

4.3.3.4　分离运动期

选穴基本与痉挛期相同，只是不扎穿掌针。当患者肩周出现疼痛时，可选肩穴、三角肌穴行温针治疗。

起针时，术者用左手持消毒干棉签按压针眼处，右手拇示指向上提拉针柄或轻轻捻转上提针柄取针。头针及体针隔日交替治疗，每日 1 次，30 次为 1 个疗程，可连续治疗 3 个疗程。

5　禁忌证

a）肝痞、脾痞渗漏引起的以热性水肿、热痞扩散等症为主的疾病。

b）急性心、肺功能不全者。

c）过饥过饱时、酒后、过于惧针者慎用。

d）孕妇及经期禁用。

e）严重传染性皮肤病、血压过高者、出血性疾病禁用。

f）金属过敏者、要害部位及婴儿囟门闭合前禁用。

6　注意事项

a）施术前，应做好解释沟通工作，消除心理负担，避免术中出现异常现象。

b）针具必须用高温高压灭菌消毒或使用达到国标的一次性针灸针，穴位用艾尔碘或 75% 酒精消毒，防止感染。

c）进针或行针时，避免刺伤要害部位，如脏腑、肌腱或血管、神经干处。

d）体质虚弱的患者，刺激不宜过强，并尽量采用卧位。

e）皮肤有感染、溃疡、瘢痕部位不宜针刺。

f）眼区、项部、胸背部、胁肋部等部位的穴位，应掌握好针刺的角度、方向和深度。

g）治疗过程中应密切观察患者面部表情，询问患者有无不适。如有出现头晕、恶心、面色苍白、发汗等症状时，应立刻起针，让患者平卧，饮温水或红糖水，观察生命体征。

h）起针时核对针数，以免把针留在患者体内。起针时用干棉签按压数秒，防止出血及皮下血肿发生。

7 异常情况及处理措施

7.1 晕针

在治疗过程中，患者出现晕针现象，应立刻起针。让患者平卧，头低脚高，饮温水或糖水（糖尿病患者除外），观察生命体征和血糖，一般在短暂的休息后可缓解，严重者给予急救措施。

7.2 滞针

起针时，出现针下涩滞，捻转、提插均困难，首先让患者全身放松，消除恐惧心理，稍延长留针时间，然后向上提针或捻转出针。若由体位改变所致，让患者恢复原来体位，将针缓慢取出；若向单一方向捻针所致，应反方向捻针或左右方向捻针取出。仍无法取出时，可在滞针穴位附近做循按手法后再拔针；仍无法取出时，可用镊子夹持95%酒精棉球点燃加热针柄后拔针，或在该针附近再刺一针后拔针。

7.3 断针

如果进针过程中发现断针，残端仍显露于体外或断端与皮肤持平时，嘱患者保持原来体位，向下按压皮肤，可用镊子将针取出。如断端深陷皮下，要先观察针体位置，必要时在X光引导下确定位置，手术取出残端。

7.4 皮下血肿

刺破微细血管导致皮下血肿、瘀斑时，通常可自行消除，如红肿严重，应先压迫止血后，再给予冰敷5分钟。

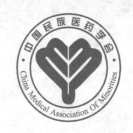

团 体 标 准

T/CMAM M12—2019

蒙医医疗技术操作规范
蒙医托格呢乎（灸疗）技术

2019-12-30 发布　　　　　　　　　　　　　2020-06-30 实施

中国民族医药学会 发布

蒙医医疗技术操作规范 蒙医托格呢乎（灸疗）技术

1 术语和定义

蒙医托格呢乎（灸疗）技术是使用白山蓟或艾草、小白蒿、柳条、浸油毡、刺柏等药物或物体，在人体体表特定的穴位上给予温热刺激，达到治疗和预防疾病目的的一种外治疗法。

此技术通常分为直接灸和间接灸。直接灸又分瘢痕灸及无痕灸；间接灸是利用食盐、大蒜或灸模作为隔离垫施灸的一种常用灸法。

2 范围

适用于寒性希拉引起的头部疾病，癫狂，健忘症，鼻亚玛病；不消症，胃火衰败，召格达乎，痞；浮肿，水肿，炭疽，新旧疮疡；协日乌素降于皮肤、肌肉、骨骼之间引起的疾病；乎朱奈乎应（颈椎病），尼如奈乎英（腰椎病），风湿、类风湿等关节协日乌素病；一切脉病及热病的终末期均适合灸疗；赫依血相搏之病，热证也可使用灸疗治疗，如流窜于脉道的疫病，在其要隘施灸；脉虚热灸于隘口；热病被赫依所煽症状加重时，可用灸疗抑制；颤抖赫依疫，可用灸疗使其恢复；可在炭疽病灶上施灸；热病后期转化为寒证时，可用灸疗调理其体火。

3 常用器具及基本操作方法

3.1 常用器具

白山蓟卷、小白蒿炷模、白山蓟炷模、火柴、鲜姜、蒜、盐粉、刀片、无菌纱布、胶布、促醒类药物、氧气等。

灸疗室应安装换气扇，安静、整洁、阳光照射充足、温度适当，患者坐卧用床椅整齐；每日用紫外线灯照射消毒 1 次，每次 30 分钟。

3.2 基本操作方法

3.2.1 术前准备

除了诊断应做的检查、检验外，常规检查血常规、血糖及心电图；检测患者呼吸、脉搏、体温、血压；告知患者术中及术后可能出现的不良反应，签订知情同意书。

3.2.2 施术方法

备齐物品，携至床旁，打开换气扇。根据施灸穴位选择体位：灸腹侧穴位时，可选仰卧位；灸背侧穴位时，可选俯卧位；灸侧面穴位时，可选侧卧位；灸头面部、前颈部、胸部、肩部、前臂、膝部、小腿及踝关节等处穴位时，可采用仰卧位、半仰卧位或坐位；灸头颈后部、肩背部穴位时，可选择坐位或半俯卧位。

3.2.3 选择灸法

3.2.3.1 直接灸法

把灸炷放在皮肤上施灸，施灸程度根据病情而定，可行瘢痕灸或无痕灸，现多用无痕灸，一般灸 2 炷即可。

3.2.3.2 间接灸法

隔姜灸：将鲜姜切成薄片，用针穿出数孔后放在穴位上，把艾炷放在姜片上施灸。患者有热感或灸炷烧完时，更换新灸炷，灸到皮肤红晕为止。

隔蒜灸：把蒜切成薄片垫于灸炷下施灸，灸法同隔姜灸。

隔盐灸：把盐研成细末后塞满脐窝，再放姜片，把艾炷放在姜片上施灸。

卷炷灸：将灸炷卷成细长条，点燃一头置于距皮肤约 1 寸处施灸，感觉烧痛为止。

3.2.4 施灸程度

深灸法：将灸炷置于选定的穴位上，连灸 20 壮以上。此法主要用于疖痛、痞瘤等疑难病证，多会留瘢痕。

烧灸法：灸 15 壮，此法主要用于灰色巴达干病、协日乌素病、赫依性心脏病等，多会留下瘢痕。

烤灸法：灸 5 壮，此法主要用于赫依病、黏虫病、脉病以及尿闭、水肿等症，多会留下瘢痕。

微灸法：小灸 1 壮，患者感觉惊痛时移去。此法主要用于幼儿。

每日 1 次或隔日 1 次，7 次为 1 个疗程。

3.2.5 术后处理

施灸结束后，挪开灸炷，如灸痕无明显皮损或出现水疱时，无须特殊处理；灸痕留少量协日乌素，可视为正常现象；如灸痕有明显的皮损，需敷薄层（2 层）消毒纱布贴敷，与衣服隔开，以免摩擦或污染；如有很大的水疱时，需用消毒针刺破水疱引出协日乌素，再敷薄层（2 层）消毒纱布贴敷。观察患者的体温、呼吸、血压、脉搏等基本情况。如正常，告知患者注意事项及禁忌，让患者休息 5 分钟后离去。做好治疗记录，处理术中使用的器具及一次性耗材等。

3.2.6 护理

起居方面，术后 3 天避免洗澡、淋雨、风吹、游泳、浸水等；避免剧烈运动、日晒火烤，防止大量出汗。饮食方面，灸毕可给予温牛奶一碗左右，忌葱、蒜、姜等刺激性食物及不易消化或生冷饮食 3 天。

4 常见病操作技术

4.1 不消症（功能性消化不良）

4.1.1 概述

不消症是由于胃火衰败，精华与糟粕分离受阻，三根失调，巴达干赫依偏盛而引起的以腹胀、腹痛、早饱、嗳气、食欲不振、恶心、呕吐等不适为主要临床表现的一组临床综合征。症状可持续或反复发作，是临床上最常见的一种功能性胃肠病。本病属蒙医"巴达干不消症"范畴，与西医"功能性消化不良"相对应。

4.1.2 治法治则

调理胃火，祛除巴达干，镇赫依。

4.1.3 操作方法

患者取仰卧位，宽衣解带，露出上腹部。医者取底部直径约 1.4cm，高约 1.6cm 锥形小白蒿灸炷 2 炷，选择患者腹部胃穴、痞穴、剑突穴或火衰穴，用医用胶布把灸炷固定在穴位上，从顶端点燃灸炷施灸。施灸程度以患者感觉烧灼痛或皮肤红晕为度，一般灸 2 炷即可。用棉签或清洁医用纸巾擦拭灸灰，观察患者有无皮损或起疱情况发生。如无皮损或起疱情况，告知患者注意事项和禁忌即可；如有皮损或起疱情况，敷薄层（2 层）消毒纱布贴敷，与衣服隔开，告知患者注意事项和禁忌等。隔日 1 次，7 次为 1 个疗程。

4.2 召格达乎（呃逆）

召格达乎是由于胃火衰败，巴达干、赫依功能异常，上行赫依受阻引起的膈肌不自主收缩（痉挛），以喉间频频发出的急而短促的"咯、咯"声为主的一组临床症状。这是一个常见的生理现象，由横膈膜痉挛收缩引起。召格达乎频繁或持续 24 小时以上，称为"难治性召格达乎"，多继发于某些其他疾病。本病属蒙医"杂症"范畴，与西医"难治性呃逆"相对应。难治性呃逆，西医分中枢性与周围性。中枢性呃逆病变部位以延髓为主，病变性质以肿瘤、脑血管病、脑炎、脑膜炎、代谢性病变、多发性硬化症等为主。外周性呃逆，病变部位以纵隔、食道、肺、胸膜、胸主动脉、心脏为主，病变性质以肿瘤、动脉瘤、炎症、脓肿、心肌梗死、食管裂孔疝等为主。

4.2.1　治法治则

调理胃三火，改善上行赫依功能。

4.2.2　操作方法

以隔姜灸为例描述难治性脑血管病引起的中枢性呃逆施术步骤。选择顶会、颈Ⅲ、Ⅳ穴时，患者取低头坐位；选择眉上、嗓窝、行间穴时，患者取仰卧位。先将鲜姜切成直径约3cm的薄片，用针穿出数孔后，将直径约1.4 cm、高约1.6cm小白蒿灸炷固定在姜片上，一同置于选好的穴位上，从灸炷顶端点燃开始施灸。患者有灼热感或灸炷燃尽时，更换灸炷，一次可灸3炷，灸至患者皮肤红晕时停止施灸，移开姜片及灸炷。两组穴可交替使用，每日1次，7次为1个疗程。

4.3　萨仁赫日额布德乎（痛经）

4.3.1　概述

萨仁赫日额布德乎是由于经期受风着凉，以及过量食用寒凉、涩性食物引起的巴达干、赫依偏盛，阻碍赫依血循环，影响下清赫依之功能所致的以经期痛为主要临床表现的疾病。主要症状有行经前后或经期下腹剧烈疼痛，并伴有恶心、干呕和胃痛。多见于青少年女子，最早者为经前12小时发生疼痛，多为行经后开始痛，第一天疼痛最为剧烈，其疼痛短的几小时，长的可持续2～3日。属蒙医"瘀滞证"范畴，与西医"痛经"相对应。

4.3.2　治法治则

调理下清赫依，改善赫依血循环，通经止痛。

4.3.3　操作方法

以隔姜灸为例描述痛经施术步骤。患者取俯卧位，充分暴露下背部，取三舍穴。先将鲜姜切成直径约3cm的薄片，用针穿出数孔后，将直径约1.4 cm、高约1.6cm小白蒿灸炷固定在姜片上，一同置于选好的穴位上，从灸炷顶端点燃开始施灸。患者有灼热感或灸炷燃尽时更换灸炷，一次可灸3炷，灸至患者皮肤红晕时停止施灸，移开姜片及灸炷。两组穴可交替使用，每日1次，7次为1个疗程。

5　禁忌证

a）希拉性热病禁忌灸疗。

b）心功能不全，体弱者禁用。

c）过饱时禁灸腹部穴位及孕妇禁灸赫依穴。

d）五官之门、男女生育脉道（续种脉、阴毛上际的动脉）等部位禁灸。

6　注意事项

a）施术前，应做好解释沟通工作，消除患者心理负担，避免术中出现异常现象。

b）体弱者施灸时，可能出现晕厥等现象，应特别注意施灸程度。

c）饥饿或过饱时，要谨慎施灸。

d）应根据病情轻重及患者体力状况制定施灸强度，病重而巴达干赫依偏盛时可多灸几柱。

e）施灸后注意防止污染灸痕。

f）注意灸火蔓延烧伤其他部位及烧着衣物等。

g）灸毕，嘱患者来回走动片刻后再休息。

7 异常情况及处理措施

7.1 发热

灸疗后出现发热时，应给予噶布日 –25 或者四味姜汤降体温。

7.2 红肿

灸疗后发生红肿时，应给予依赫汤 –25、清血八味散。在伤口上外用蛋黄及烧伤药物，可加快愈合。

7.3 晕厥

多由于过度恐惧紧张所致，应立即去枕平卧，饮糖水或温牛奶。上述处理无效者，监测生命体征，必要时给予吸氧或实施其他对症抢救措施。

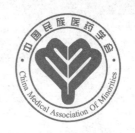

团 体 标 准

T/CMAM M13—2019

蒙医医疗技术操作规范
蒙医伊力朱努乎拉乎（涂搽推拿）技术

2019-12-30 发布   2020-06-30 实施

中 国 民 族 医 药 学 会 发布

蒙医医疗技术操作规范 蒙医伊力朱努乎拉乎（涂搽推拿）技术

1 术语和定义

蒙医伊力朱努乎拉乎（涂擦推拿）技术是术者在施术部位进行消毒后涂搽药物（或酥油）；或用酥油、植物油、白酒、动物脂肪等作为润滑剂或介质并利用推、拿、捏、滚等多种手法，在人体体表特定部位给予适当刺激，以达到防治疾病为目的的一种外治疗法。

2 范围

适用于关节脱位及骨折恢复期、各类骨关节炎及关节活动受限、腰椎小关节紊乱、乎朱奈乎英（颈椎病）、尼如奈乎英（腰椎间盘突出症）、木仁奈乎英（肩周炎）、风湿、类风湿、痛风等关节协日乌素病；颈背肌筋膜协日乌素病、腱鞘炎、滑膜炎、棘上韧带炎、棘间韧带炎及腰肌劳损、腰扭伤等软组织疾病；萨病（偏瘫）、尼古仁萨（面瘫）、失语症、癫痫、高血压及肢体白脉病等乎英及黑脉、白脉病；鼻泪管闭塞、眼底痛、近视眼、耳聋、头痛、牙痛等头面、五官疾病；胃痛、不消症、消化不良、泄泻、呕吐、大便秘结、食欲减退等胃肠道疾病；痛经、闭经、子宫下垂、血瘀症及赫依瘀症等妇科疾病；小儿亚玛病、流感、肺病等儿科疾病。

3 常用器具及基本操作方法

3.1 常用器具

治疗床、治疗巾、白酒、酥油、植物油、医用氧气等必备用品。

治疗室应干净、整洁，阳光照射充足，温度适当，患者坐卧用的床椅整齐；每日用紫外线灯照射消毒1次，每次30分钟。

3.2 基本操作方法

3.2.1 术前准备

除了诊断应做的检查、检验外，术前应常规检查血常规、血糖及心电图，检测患者呼吸、脉搏、体温、血压，告知患者术中及术后可能出现的不良反应，签订知情同意书。

3.2.2 体位

备齐物品，携至床旁。根据涂搽推拿部位选择体位，治疗头面部、前颈部、胸部、肩部、前臂、膝部、小腿及踝关节等处时，可采用仰卧位、半仰卧位或坐位；涂搽推拿头、后颈部、肩背部时，可选择坐位或俯卧位；治疗腰、臀、大腿后侧、腘窝、小腿后侧、足底时，可选俯卧位；治疗肩背、上臂、腰骶、大腿、小腿、踝关节外侧时，还可选侧卧位。

3.2.3 治疗手法

涂搽法：选择所需酥油、动物油、植物油、药物及其他相关物质。根据病情，选定施术部位，消毒后涂搽药物（或酥油）。涂搽完毕后，令患者在温暖舒适的环境下休息。此法有燥协日乌素、消肿化瘀、镇赫依的作用，对皮肤病、浮肿、创伤、脱毛等协日乌素病证及各种赫依性疾病疗效显著。

擦法：术者伸直腕关节，手掌紧贴患者体表特定部位，以前臂带动手掌，向前后或上下方向反复摩擦的一种手法。此法具有改善局部赫依血运行、消肿止痛、增强脾胃等脏腑功能的作用，多用于胸腹部、腰背部和四肢疾病。

涂摩法：在体表特定部位涂搽酥油、动物油、植物油、药物后进行按揉或按摩的一种手法。此法有强壮身体、改进各器官功能、镇赫依等作用，主要用于皮肤干燥粗糙、经血不足、失血过多、体力虚衰、年老衰弱、思虑过度、愁苦不欢、长期失眠、劳累过度等赫依性疾病。

摩法：分掌摩和指摩两种。掌摩法是将手掌紧贴于患者体表相应部位，以腕关节活动为主，以前臂环行摩擦的一种手法。指摩法是将示指、中指、无名指指腹紧贴于患者体表特定部位，以腕关节活动主，手掌和指同时进行有节律的环行擦摩的手法。具有行气活血、改善调火赫依及下清赫依之功效，多用于胸闷、剑突部胀满、不消化、胃肠痛等病的推拿治疗。

喷酒按摩法；由喷酒与按摩两个步骤组成，是按摩师口含适量加温的白酒喷洒于所选部位后施以按摩的手法。喷酒是为了湿润皮肤，便于按摩时滑动，减轻按摩的痛感。按摩手法有按揉和按擦两种：按揉是按法与揉法相结合，从上而下进行的推拿手法；按擦是按法与擦法相结合，将手掌紧贴于患者体表进行按擦的手法。此法具有消肿止痛、润化皮肤、改善赫依血运行、调理体表的作用，多用于头痛、颈项僵硬、肩背疼痛及手臂麻木、全身皮肤瘙痒、骨关节酸痛及腰腿痛、局布麻木、骨折、关节脱位、软组织损伤、骨质增生、胃痛、腹胀、消化不良、便秘、失眠、食欲不振、白脉病等。

按法：有指按法和掌按法两种。用拇指指腹按压患者体表叫指按法；用两手掌重叠按压患者体表叫掌按法。此法具有改善赫依血运行、止痛等作用，多用于治疗头痛、胃痛、四肢麻木等疾病。在临床上，常将按法与揉法、摩法配合使用，即按揉法、按摩法。按法适用于身体各部及特定穴位。

揉法：分为手掌揉法与手指揉法两种。手掌揉法是将手掌根部或手掌桡侧面固定于患者体表特定穴位上，放松腕关节，以肘部为支点，由前臂带动腕关节之摆动所产生的一种轻柔的推拿手法。手指揉法是将手指指腹固定于患者体表之特定穴位上，放松腕关节，以肘部为支点，由前臂带动腕关节及掌、指之摆动所产生的一种轻柔推拿手法。具有消化通便、散协日乌素、消肿、止痛等作用，常用于消化不良、便秘、腹泻、腹胀等消化系统疾病及肿、痛等软组织的损伤。

掐捏法：由术者的拇、示指配合掐或捏人体特定部位的皮肤至充血发紫的手法。具有改善气血运行、调理体素、引病邪之毒除外、提高抗病能力等作用，多用于前额部、颈部、腰背部、胸部等部位。

捏法：用拇指和示指、中指以相反之力捏挤患者体表特定部位的一种手法。具有舒筋散结、改善气血运行之作用，多用于头、颈、腰及四肢等部位。

擦法：是由第5掌指关节背侧吸附于治疗部位，以腕关节伸屈动作与前臂旋转动作相结合，小鱼际与手背在治疗部位持续不断地来回滚动的一种手法。做该手法时，术者应尽量放松肩关节，使肩关节略前屈外展，肘关节屈曲约130°，腕关节伸屈幅度控制在120°（屈约80°，伸约40°）。滚动手法之按压力大而触及面相对较宽。具有舒筋活血、放松肌肉、滑利关节活动润滑、燥协日乌素、改善赫依血循环等作用，多用于肩部、腰臂部、四肢等肌肉丰厚部位的推拿治疗。对风湿、白脉病、偏瘫、肢体麻木等疾病，常用本法进行治疗。

推法：推法是将手指、掌或肘部紧贴于患者体表之特定部位，并向一定的方向进行推摩的手法。本法分为指推法、掌推法及肘推法。施行推法时，将手指、掌、肘部紧贴于患者体表，应注意动作要稳定而有节律。具有改善肌肉收缩、舒展运动和改善赫依血循环、燥协日乌素散、消肿止痛等作用，可用于身体各部位。

搓法：两手掌面夹住患者身体某一特定部位，相对用力，做方向相反的来回快速搓揉。操作此法时，两手用力均衡，搓动快速，上下移动缓慢。

抖法：用两手握住患者的上肢或下肢远端，用适当的力量向外牵拉的同时，向上下进行波浪形、连续性抖动。施行本手法要求抖动范围小，频率高。抖法可用于四肢，尤以上肢为多。临床上，常将抖法与搓法配合应用。

振法：即用手指或手掌按住患者体表之特定部位或穴位，将前臂及掌、指以较高的频率进行振动的一种颤动刺激手法，又称为"振动法"。有指振法与掌振法两种：用手指触及振动，叫"指振法"；用手掌触及振动，叫"掌振法"。具有止痛、提神、改善脏腑功能之作用，多用于身体各部位及特定穴位。用本法施术时，把手力集中在手指或手掌上，要求频率高、用力大。本法可以单手操作，也可以两手重叠操作。

点法：用拇指指尖触压患者体表并给予一定压力的一种手法。本法之作用及临床应用近似于指按法，但区别在于本法作用面积小，刺激程度大。施术时，视患者具体情况适当用力。

踩法：用脚踩压患者体表的特定部位及穴位进行推拿治疗的一种方法。本法所及面积和压力都大，可用于胸腰椎关节病。

拿法：用拇指和其他四指相反之力挤拿患者体表特定部位之手法。具有舒筋散结、放松肌肉之作用，多适用于颈项部、肩部及四肢等部位。操作时，要调整好手力，捏起、放下，再捏起，可重复多次，动作要轻柔、连贯。本法常与其他手法配合施用。

捻法：用拇指和示指捻患者的手指或足趾的一种手法。具有使指、趾关节润滑、改善局部赫依血运行之作用，多适用手指及足趾的推拿。操作时，动作要灵活而迅速。

掌拍法：五指并拢，掌指关节略屈，掌心稍凹，有节奏地拍打患者体表的一种手法。具有改善赫依血运行、放松肌、燥协日乌素等作用，多适用于肩背、腰及下肢等部位。

击法：用拳头或手掌侧面击打患者体表的一种手法，可分掌根击法、拳击法、掌尺侧击法。将手指和腕关节适当伸直，用掌根部击打患者体表之手法，称为"掌根击法"。松握拳头，伸直腕关节，用拳头的前、背面及侧面（尺侧）击打患者的体表之手法，称为"拳击法"。手指伸直，腕关节略屈，用掌尺侧面击打患者体表之手法，称为"掌尺侧击法"。本法具有舒筋散结、改善赫依血运行作用，拳击法多用于头顶部、腰背、四肢，掌根击法、掌尺侧击法用多于手背、肩、四肢。

叩法：是用单指或数指叩击患者体表的一种手法，常用于头面部及胸部。具有改善赫依血运行、调理器官功能之作用，多用于头痛、头晕等病的治疗。施术时，应像雨点般叩击并保持连贯性。

摇法：施术者将患者关节按一定方向摇动的一种手法。具有润滑关节、改善关节活动的作用，多用于颈、肩、髋、踝关节的疾病。配合其他推拿手法，作用更好。颈项部的摇动：一手握托住患者的后脑部，另一手握托下颌部，向左右旋转摇动。肩关节的摇动：一手固定在患者肩关节上，另一手握住肘部或腕部旋转摇动。髋关节的摇动：令患者仰卧，屈曲髋、膝关节，术者两手分别握住胫踝部和膝部，将髋关节旋转摇动。踝关节的摇动：一手拿起患者胫部下端，另一手握住跚趾附近，将踝关节旋转摇动。施行摇动手法时，要求用力轻柔而稳妥，摇动的方向和范围只限于关节正常活动范围之内。

扳法：两手向反方向用力，或向同一方向用力，扳动患者某一关节的一种手法。具有关节润滑及矫正关节紊乱等作用，多用于颈椎关节及胸、腰关节疾病的推拿。颈椎的扳法：如同"颈项摇法"，两手向相反方向用力，将颈椎关节扳向左侧或右侧；也可用一手肘部夹住患者下颌部，另一手握住后脑部扳颈椎关节。施术时，患者取坐位，颈项略前屈，以选择适当角度。扳动之前，将颈项部相关肌肉、韧带充分放松。术者在操作时，要稳妥而柔和，用力不得粗暴。胸椎的扳法：令患者端坐，两手指在颈后交叉，术者两手分别抓住患者两手肘部，一腿膝部顶住其胸椎部，使患者深吸气的瞬间向后扳拉。腰椎的扳法：腰椎之扳法有数种，其中卧位扳法是普遍使用的一种手法。令患者侧卧，用一手将患者的肩部向外按推的同时，用另一手肘部向内扳拉臀部。本法多与其他手法配合应用，常用于腰腿痛病。

抱法：患者站立，两手交叉放于颈部；术者站在患者身后，两手从腋下抱起患者进行抖动或摇动的一种手法。其作用与"扳法"相同。多用于胸椎疼痛，小关节紊乱。

背法：术者与患者背对背紧贴站立，用两手肘部挽住患者两肘部，背起患者进行抖动或摇动的一种手法。其作用与"扳法"相似。多用于腰骶部疼痛或小关节紊乱。

牵拉法：助手协助固定患者的一端；术者牵拉与固定端相对应的另一端的一种手法。包括牵拉颈椎关节、肩关节、腕关节、指关节等多种手法。具有关节复位、顺筋、解痉等作用，多用于关节病及软组织损伤的治疗。

每日1次，7次为1个疗程，可连续治疗2个疗程。

3.2.4 术后处理

治疗结束后，让患者穿好衣服，告知患者注意事项及禁忌，观察患者的体温、呼吸、血压、脉搏等基本情况。如正常，嘱患者稍事休息后可离去，记录治疗笔记，处理术中使用的器具及一次性耗材等。

3.2.5 护理

起居方面，术后避免受凉、淋雨、游泳、剧烈运动、风吹日晒，防止大量出汗。饮食方面，忌葱、蒜、姜等刺激性食物及不易消化或生冷饮食3天。

4 常见病操作技术

4.1 乎朱奈乎英（颈椎病）

4.1.1 概述

乎朱奈乎英（颈椎病）是由于长期受凉、劳累、外伤导致三根失调，病血（恶血）与协日乌素聚积于颈椎关节、软组织、白脉等引起的颈项酸困、头痛、头晕、失眠、烦躁、恶心、手麻、心慌、多汗、精神萎靡、四肢无力、肢体厥冷、踏棉感，甚至出现高位截瘫、大小便失禁等临床表现的疾病。可分为赫依盛型（颈型）、协日盛型（神经根型）、巴达干盛型（脊髓型）、巴达干赫依混合型（交感神经型）、赫依协日混合型（椎动脉型）、呼日莫勒型（混合型）六种。属蒙医"乎英病"范畴，与西医"颈椎病"相对应。

4.1.2 治法治则

平衡三根，燥协日乌素，改善赫依血循环，修复白脉损伤。

4.1.3 操作方法

以赫依型颈椎病为例。令患者取坐位，在颈、肩部喷洒白酒，以搓法、拿法、揉法等手法相互配合施术5分钟，使筋肉舒展。用拿法、捏法等手法推拿患者枕及颈部3分钟，在颞窝、颈椎棘突两侧、赫依穴等部位用手指按法给予适当刺激。可适当牵拉颈椎关节，并将颈项部向左右摇动或扳动。在患侧肩穴、肘穴，用手指按法或点法给予适当刺激，再以搓法、抖法充分推拿患侧上肢，以舒展相关筋肉，最后牵拉其手指。

4.2 胃痧病（胃痉挛）

4.2.1 概述

胃痧病是由于突然食用非习惯性食物或相克食物、馊饭剩菜、陈肉，或饭后即刻喝凉水，或出汗受风着凉等诱因，导致胃火失调，引起的以上腹部胃区突发性绞痛、呕吐、腹泻等临床表现为主的腹部急性疾病。可分为热性胃痧和寒性胃痧两种，属蒙医"杂病"范畴，与西医"胃痉挛"相对应。

4.2.2 治法治则

平衡三根，调理胃火，解痉，止痛，改善胃肠消化功能。

4.2.3 操作方法

患者取仰卧位，上腹部喷洒白酒或涂抹酥油，双手掌心朝下并重叠用轻柔的涂摩技术由里往外、由上至下进行推拿20分钟。之后在剑突穴、火衰穴、痧穴、腕纹穴、脊柱之胃穴，用手指按法或点法，给予适当刺激。

4.3 召阿布乎（急性腰扭伤）

4.3.1 概述

召阿布乎（急性腰扭伤）是由用力不当或突遭间接外力导致，使腰部肌肉、筋膜、韧带、椎间小关节、腰骶关节出现急性扭伤，引起以腰骶部撕裂样剧痛、腰椎活动受限、翻身坐起苦难，或咳嗽、深呼吸时症状加重等临床表现为主的腰部疾病。俗称"闪腰"或"岔气"，属蒙医"杂症"，与西医"急性腰扭伤"相对应。

4.3.2 治法治则

改善赫依血循环，修复肌肉、肌筋、小关节损伤，消肿止痛。

4.3.3 操作方法

患者取俯卧位，放松全身；术者立于患者一侧，以掌根由上而下按揉两侧腰肌及筋膜至腰骶部，反复3次。重点按揉腰肌痛点及肌紧张部位。用双手拇指指腹沿着脊柱两侧小关节由骶向上至两肩胛骨之间，反复按、揉、捋3遍，重点按揉腰骶部及痛点3分钟。最后由上而下整个揉摩腰部3遍。双侧斜板法推拿各1次。

5 禁忌证

a）身体衰弱的患者，不能以强刺激的手法进行推拿治疗。患者在确诊之前，若出现疼痛剧烈时，不宜用推拿疗法。

b）各类传染病、溃疡性皮肤病、恶性肿瘤、癫狂、骨结核、性病等，均禁用本法。

c）经期妇女及孕妇腹部、腰部忌用强刺激手法。

d）在过饱或饥饿状态下，不能施行推拿疗法。

6 注意事项

a）施行推拿疗法时，应保持好室内温度，以防受风着凉，并令患者取舒适坐位或卧位。

b）施术前，术者应修剪指甲，洗手消毒。应在患者施术部位喷洒或铺上干净的治疗巾，避免施术中伤及患者皮肤。

c）根据患者体质及具体病情，选择适宜手法及施术程度。对体弱患者、老年人、小儿施术时，不宜用力过度。

d）施术时间要根据具体病情和康复情况而定。

e）选定推拿疗法之特定穴位，亦以白脉分布为依据。一般参考针刺疗法与火灸疗法之穴位施术。

f）根据病情和患病部位而选择适当的按摩手法时，切忌损伤脊髓、神经，或避免造成骨折等。

7 异常情况及处理措施

7.1 红肿

如出现红肿时，可适当用消肿药物或热敷。

7.2 皮肤破损

如有皮肤破损时，应给予常规消毒，以防感染。

7.3 疼痛

如发生疼痛或疼痛加重或昏迷时，应立即进行抢救，同时做好相关检查，确定原因后再进行治疗。

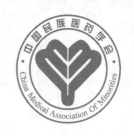

团 体 标 准

T/CMAM M14—2019

蒙医医疗技术操作规范
蒙医京呢乎（罨敷）技术

2019-12-30 发布　　　　　　　　　　　　　2020-06-30 实施

中国民族医药学会 发布

蒙医医疗技术操作规范　蒙医京呢乎（罨敷）技术

1　术语和定义

蒙医京呢乎（罨敷）技术是利用某些物品及蒙药敷于特定穴位或患病部位，通过热冷刺激，达到预防、治疗疾病的一种外治技术。

2　分类

此技术分为热京呢乎技术和冷京呢乎技术。热京呢乎技术是指将盐、沙、青砖、酒、酒糟等物品或相关热性蒙药加热后进行的京呢乎技术；冷京呢乎技术是指将深井水、海藻泥、红黏土、冰块等物品或相关寒性蒙药加以冷却后进行的京呢乎技术。

3　范围

热京呢乎技术适用于巴达干病、寒性赫依病、赫依性刺痛、寒性痞块、寒证赫依引起的多尿和尿频、肾寒刺痛、小便不利者等寒性内脏疾病及妇科寒性病证；风湿、类风湿关节炎等风湿免疫系统疾病；乎朱奈乎英（颈椎病）、尼如奈乎英（腰椎病）、木仁奈乎英（肩周炎）、膝关节骨性关节炎等骨关节疾病；软组织损伤、骨伤、陈旧热等外伤性疾病；胃巴达干、希拉病、消化不良等消化系统疾病；萨病、希瑞萨、尼古仁奈萨、头痛、召格达乎等白脉病；头昏、失眠等精神心理疾病。

冷京呢乎技术适用于希拉性疾病、中暑、脑卒中急性期、热刺痛、鼻出血、烧伤早期、高热、扁桃体术后、甲状腺术后喉部及颈部出血水肿等。

4　常用器具及基本操作方法

4.1　常用器具

大青盐、暖水袋、花椒、草乌、川乌、红花、昭山白、侧柏叶、小白蒿、透骨草、麻黄等药物以备煎煮或炒制；化学热袋、沙、砖、塑料冰袋、乳胶囊冰袋、粗布袋或帆布袋、电磁炉、不锈钢炒锅、不锈钢蒸锅、一次性医用手套、无菌纱布或毛巾、一次性中单、医用氧气等。

治疗室应安装换气扇，安静、整洁，阳光照射充足，温度适当，患者坐卧用床椅整齐；每日用紫外线灯照射消毒1次，每次30分钟。

4.2　基本操作方法

4.2.1　术前准备

除了诊断应做的检查、检验外，常规检查血常规、血糖及心电图；检测患者呼吸、脉搏、体温、血压；告知患者术中及术后可能出现的不良反应，签订知情同意书。

4.2.2　施术方法

根据施敷部位，采取相应的体位。根据病情，选择冷敷还是热敷，以及选择施敷穴位，再备制京呢乎药物或物品。

热京呢乎：露出选择施术穴位或部位，平铺双层毛巾，将炒好的大青盐或炒制好的花椒、草乌、川乌、红花、昭山白、侧柏叶、小白蒿、透骨草、麻黄等药物，装入较厚的粗布袋或帆布袋，置于平铺的毛巾上进行热敷。一般持续30分钟，根据患者体质及病情，应灵活掌握施术时间。

冷京呢乎：露出选择施术穴位或部位，平铺双层毛巾，让患者手持有手柄的乳胶囊冰袋冰敷或用宽带子固定乳胶冰袋冰敷所选穴位或红肿局部。一般持续20分钟，但应根据具体情况而定，以免冻伤局部神经、血管和其他软组织。

每日 1 次，10 次为 1 个疗程，根据病情可持续治疗 2 个疗程。

4.2.3 术后处理

治疗结束后，用毛巾或医用纱布等擦干京呢乎部位，观察皮肤颜色，查看有无水疱或烫伤，如有及时用冷水冲洗或冷敷降温；查看有无冻伤，如有尽快保温。告知患者注意事项及禁忌，观察患者的体温、呼吸、血压、脉搏等基本情况。若正常，嘱患者稍事休息后即可离去。做好治疗记录，清洗术中使用制备京呢乎药物或物品的器具，处理其他器具及一次性耗材。

4.2.4 护理

起居方面，术后 3 天避免淋雨、风吹、游泳、浸水等；避免剧烈运动，日晒火烤，防止大量出汗。饮食方面，忌葱、蒜、姜、茶、烟、酒等刺激性食物及不易消化或生冷饮食 3 天。

5 常见病操作技术

5.1 胃衰病（慢性胃炎）

5.1.1 概述

胃衰病是机体在寒冷条件下，体内"三根"失衡，"巴达干"偏盛，导致胃火衰退，精华与糟粕分离受阻，引起的以上腹疼痛、反酸、消化不良、食欲减退、恶心欲吐、呃逆、嗳气等为主的疾病。本病属蒙医"胃寒性病"范畴，与西医"慢性胃炎"相对应。

5.1.2 治疗原则

祛除巴达干，调理胃火，平衡三根，促进精华与糟粕分离。

5.1.3 操作方法

以炒制大青盐来描述热京呢乎治疗步骤。

备制热敷物品：电磁炉插电，不锈钢锅置于其上，锅微热后将 1kg 大青盐倒入锅中，用木铲或塑料柄铁铲翻炒加热。刚放进锅时，每隔 1 分钟左右翻动 1 次；炒到后面时，可以翻得勤一些，炒至盐发出噼啪响声时即可，或以手触摸烫手为止。

患者取仰卧位，撩开衣服，露出腹部。在其胃腹穴、巴大干腹穴、剑突下穴、痞穴、火衰穴等处平铺双层毛巾，将炒好的大青盐，装入较厚的粗布袋或帆布袋，置于平铺的毛巾上进行热敷。一般持续热敷 30 分钟，每日 1 次，10 次为 1 个疗程，根据病情可治疗 2 个疗程。

5.2 踝部伤热（急性踝扭挫伤）

5.2.1 概述

踝部伤热是机体在跌打损伤等外因作用下，使踝部肌肉、筋膜、关节韧带等软组织损伤，赫依血循环受阻，引起的以局部疼痛、肿胀，皮肤瘀斑；活动受限等临床表现为主的疾病，俗称"崴脚"。本病属蒙医"伤热性疾病"，与西医"急性足踝扭挫伤"相对应。

5.2.2 治则治法

改善赫依血循环，清血热，消肿止痛。

5.2.3 操作方法

以乳胶囊冰袋冰敷描述治疗步骤。

备制冰块：在特制有手柄的乳胶囊内装入碎冰块、掺水（各一半）或乳胶囊内装入冷水，冷冻至一半冰一半水。

患者取仰卧位或坐位，踝部裹一层毛巾即可。让患者手持有手柄的乳胶囊冰袋冰敷内踝穴、外踝穴，或红肿局部；或用宽带子固定乳胶冰袋冰敷内踝穴、外踝穴或红肿局部。一般持续冰敷 20 分钟，但以避免冻伤局部神经、血管和其他软组织为度。每日 1 次，7 次为 1 个疗程。

5.3 膝关节协日乌素病（膝关节滑囊炎）

5.3.1 概述

膝关节协日乌素病是由于膝关节长期慢性劳损或因外力挫伤，导致膝关节周围协日乌素增多，膝关节滑膜肿胀、增厚引起的以局部胀痛为主要表现的膝关节滑囊疾病。该病常以膝关节疼痛、局部肿胀、活动障碍、活动或受寒、受凉后病情加重，休息后病情减轻为特征。老年人及肥胖者为常见发病人群。本病属蒙医"协日乌素病"范畴，与西医"膝关节滑囊炎"相对应。

5.3.2 治则治法

改善赫依血循环，燥协日乌素，消炎，止痛。

5.3.3 操作方法

先将电磁炉接上电，不锈钢锅置于其上。锅微热后，将花椒、草乌、川乌、红花、昭山白、侧柏叶、小白蒿、透骨草、麻黄等药物各20g倒入锅中，用木铲或塑料柄铁铲翻炒加热，缓慢翻炒至以手触摸时烫手为度，将炒好的药物装入较厚的粗布袋或帆布袋中备用。患者取仰卧位，露出患膝关节，选取双侧膝眼穴、膝上外侧穴、膝上内侧穴和阿是穴，将药袋覆盖至上述穴位，用胶带或绷带固定，进行热敷。一般持续热敷30分钟，每日治疗1次，7次为1个疗程。

6 禁忌证

a）浮肿、疫热、麻风、中毒症、皮疹禁用。

b）开放性创伤局部、不明病因的红肿疼痛或未确诊的外伤禁用。

c）糖尿病严重的周围神经病变、重度感觉障碍患者慎用。

d）妊娠妇女腹部及婴幼儿慎用。

e）过饱过饥时慎用。

7 注意事项

a）热敷时，应调整好药物或物品温度，以免过热引起烫伤。严格掌握适应证。根据患者体质强弱、疾病轻重等情况，灵活掌握施术时间。

b）开放性损伤患者做治疗时，应注意二次损伤。

c）冷京呢乎治疗时，应防止过冷引起冻伤，注意非治疗部位的保暖，防止患者受凉感冒。

d）对感觉减退者，应掌握好温度和时间。

e）热京呢乎施术完毕，应嘱患者注意保暖，出汗后尤其应注意保暖。

8 异常情况及处理措施

a）施热京呢乎术时如有烫伤，应立即施冷京呢乎或凉水冲洗，敷烫伤药等。

b）施冷京呢乎术时如有冻伤，应尽快适当保温。

c）治疗中如出现心慌、头昏、恶心、大汗淋漓、身体无力、晕厥等不适情况，多因过度紧张所致，应立即停止治疗，去枕平卧、吸氧或补糖水（糖尿病除外）。

d）若患者出现皮疹、瘙痒等过敏反应时，应立即停止治疗。休息观察后，应根据过敏情况，局部或口服过敏药对症处理。

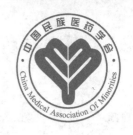

团 体 标 准

T/CMAM M15—2019

蒙医医疗技术操作规范
蒙医额木图阿尔善（药浴）技术

2019-12-30 发布　　　　　　　　　　　　　　　2020-06-30 实施

中国民族医药学会 发布

蒙医医疗技术操作规范　蒙医额木图阿尔善（药浴）技术

1　术语和定义

蒙医额木图阿尔善（药浴）技术是将配置好的蒙药加水煎煮后制成药浴汤，进行局部或全身浴疗，通过药物透皮吸收、扩散等途径进入体内，调节局部免疫状态，抑制和减少生物活性物质的释放；同时通过温热效应提高组织温度，改善赫依血循环，达到防治疾病的一种外治疗法。

常用的蒙医额木图阿尔善主要由刺柏叶、照白杜鹃、水柏枝、麻黄、小白蒿等五味药物组成，俗称"五味甘露汤"，也称"五花药浴"或"人工阿尔善"。根据不同疾病可加减相关药物，如加四滋汤称为"四滋阿尔善"。

2　范围

适用于赫依病，巴达干病，不消症等胃肠道疾病；乎朱奈乎英（颈椎病），尼如奈乎英（腰椎病），骨关节协日乌素病（风湿性、类风湿关节炎）；肌萎缩，萨病痉挛期等白脉病；骨折恢复期；皮肤病，眼科疾病，妇科疾病等杂症。

3　常用器具及基本操作方法

3.1　常用器具

五味甘露剂、药浴煎煮机、浴衣、拖鞋、毛巾、一次性浴盆套、一次性中单等。

药浴室应安装换气扇，安静、整洁，阳光照射充足，温度适当，药浴室及患者坐卧用床椅整齐；每日用紫外线灯照射消毒1次，每次30分钟。

3.2　基本操作方法

3.2.1　入浴前准备

除了诊断应做的检查、检验外，常规检查血常规、血糖及心电图；入浴前应检测患者呼吸、脉搏、体温、血压；告知患者术中及术后可能出现的不良反应，并做好医患沟通记录，签订知情同意书。

3.2.2　物品消毒

浴盆用"84消毒液"消毒，浴衣、拖鞋（可用一次性的）用三氯泡腾片500∶1（mL）的比例配置的消毒液浸泡30分钟。

3.2.3　配制"人工阿尔善"

煎煮五味甘露剂后，倒入套有一次性浴盆套的阿尔善浴盆，水量以成人坐入浴盆没过乳头为宜，"热阿尔善"温度调至38～42℃；"冷阿尔善"温度调至22～25℃。

3.2.4　入浴方法

浸泡"热阿尔善"可采取半坐半仰位，适应水温后可入浴。先浸泡双足，再淋头部或采用浸了药水的毛巾轻轻裹住头；或头顶上可放置浸了药水的毛巾，双肩露出水面或交替入水，头不入水。根据病情、体质调整浸泡时间，一般浸泡10分钟，出浴休息1分钟，再入浴浸泡。浸浴时间以30分钟为宜，水温下降时，可放热气或加热，随时调水温。浸泡"冷阿尔善"时，先洗脸、洗足，适应水温后进行冷水擦浴，先从上肢开始，然后擦胸、腹、背及下肢；逐渐适应水温后，先浸泡双足，淋头部，再入浴进行全身浸泡。可做自我按摩，帮助皮下黑脉扩张和静脉回流，加速赫依血循环。按摩可从末梢开始到大肌群，再到全身。入浴时，可从27℃温水开始浸泡，逐渐降低水温至22℃；

根据病情、体质可调整浸泡时间，以20分钟为宜，水温可随时调节。

3.2.5 出浴

从"热阿尔善"出浴后，穿好浴衣、拖鞋在温暖的房间里休息5分钟后，再更衣离去；不推荐冲洗淋浴。从"冷阿尔善"出浴后，擦干身体，可结合适当的推拿摩擦手法结束治疗，穿好浴衣、拖鞋，在温暖的房间里休息5分钟后，再更衣离去。

每日1次，21次为1个疗程。根据患者的体质、病情的轻重和耐受浸泡程度调整疗程。

3.2.6 药浴后处理

出浴后可用面粉等物质涂擦全身，观察患者体温、呼吸、血压、脉搏等基本情况。如正常，则休息5分钟后更衣离开。向患者告知注意事项及禁忌，并做好治疗记录。治疗结束后，用"84"消毒液消毒浴盆、浴衣、拖鞋（可用一次性的），再用三氯泡腾片500∶1（mL）比例配置好的消毒液浸泡30分钟。处理其他器具及一次性耗材。

3.2.7 护理

起居方面，出浴后3天避免冷水洗澡、风吹、雨淋、游泳、日晒火烤、剧烈运动，防止大量出汗、脱水；饮食方面，忌葱、蒜、醋、酒、茶、烟等刺激性食物及不易消化或生冷饮食3日。

4 常见病操作技术

4.1 关节协日乌素病（慢性迁延性风湿性关节炎）

4.1.1 概述

关节协日乌素病是精华与糟粕分离受阻，胆汁之精华协日乌素增多，与病血（恶血）相助，凝聚于肩、肘、腕、膝、髋、踝及颈椎、腰椎关节，导致赫依血循环受阻而引起的以关节疼痛、肿胀，关节屈伸不利、晨僵（一般不超过半小时），刮风、下雨时疼痛加重或反复为主要临床表现的疾病。急性发作期可伴低热、关节周围红肿，易反复发作，一般不会引起关节变形。该病是蒙医学"六基症"之一，属"协日乌素病"范畴，与西医"慢性迁延性风湿性关节炎"相对应。

4.1.2 治法治则

燥协日乌素，改善赫依血循环，消肿止痛。

4.1.3 操作方法

以"热阿尔善"盆浴来描述施术方法。煎煮五味甘露剂后倒入套有一次性浴盆套的阿尔善浴盆，水量以成人坐浴没过乳头为宜，温度调至38～42℃。嘱患者入盆时，先浸泡双足，再淋头部，适应水温后可采取半坐半仰卧位，使用浸了药水的毛巾轻轻裹住头，或头上可放置一块浸了药水的毛巾，双肩露出水面或交替入水，进行全身浸泡，头不入浴。根据病情、体质调节入浴时间，浸泡10分钟后出浴，休息1分钟后再入浴浸泡，浸浴时间以30分钟为宜，水温下降可随时调节。浸泡结束后不冲淋浴，穿好浴衣、拖鞋在温暖的房间里休息5分钟后再更衣离开。每日1次，21次为1个疗程。

4.2 托赍病（类风湿关节炎）

4.2.1 概述

托赍病是因受寒、受潮，或风吹、雨淋，或过度劳累、震荡损伤，或过度食用热性饮食，导致协日乌素偏盛，与病血相搏，赫依血循环受阻，协日乌素滞留于骨关节引起的以肌肉酸痛、滑膜肿胀、关节挛缩、肌腱僵直，尤其是以手足小关节红肿疼痛为首发症状，逐渐发生关节畸变为主要特征的骨关节病。本病属蒙医"协日乌素病"范畴，分为赫依、希拉、巴达干、血盛型，与西医"类风湿关节炎"相对应。

4.2.2 治法治则

燥协日乌素，消肿止痛，改善关节活动。

4.2.3 操作方法

以"冷阿尔善"盆浴来描述治疗希拉或血型托赘病的施术方法。一般于5～10月份的较温暖季节进行"人工阿尔善"冷水浴治疗。用药浴煎煮机煎煮五味甘露剂后，倒入套有一次性浴盆套的阿尔善浴盆，水量以成人坐浴没过乳头为宜，温度调至22～25℃。冷水浴最低水温控制在20℃左右。嘱患者入盆时，先洗脸、洗足，适应水温后进行冷水擦浴。先从上肢开始，然后擦胸、腹、背及下肢，逐渐适应水温后先浸泡双足，再淋头部。适应水温后，可采取半坐半仰卧位，使用浸了药水的毛巾轻轻裹住头，或头上放置一块浸了药水的毛巾，双肩露出水面或交替入浴，进行全身浸泡，头不入浴。用手做按摩，帮助皮下血管扩张和静脉回流，加速血液循环。按摩从末梢部位开始到大肌群，再到全身。浸浴从微温水开始，逐渐降低水温，根据病情、体质调节入浴时间，以20分钟为宜，水温可随时调节。浸泡结束后不冲淋浴，擦干身体，做适当的推拿摩擦后结束治疗，穿好浴衣、拖鞋，在温暖的房间里休息5分钟后再更衣离开。每日1次，21次为1个疗程。

4.3 赫依疹（荨麻疹）

4.3.1 概述

赫依疹是因受风、受凉等外因导致三根失衡，赫依、协日乌素偏盛，窜行于皮肤黏膜，以局限性或全身性风团、灼热、瘙痒为主要临床表现的一种皮肤病。本病的特点是突发性剧痒、局部烧灼感，随即迅速消失、不留痕迹。俗称"狼疹""狗疹"。属蒙医"皮肤协日乌素病"范畴，与西医"荨麻疹"相对应。

4.3.2 治法治则

燥协日乌素，改善赫依血循环。

4.3.3 操作方法

以"热阿尔善"盆浴来描述施术方法。用药浴煎煮机煎煮五味甘露剂后，倒入套有一次性浴盆套的阿尔善浴盆，水量以成人坐入浴没过乳头为宜，温度调至38～42℃。嘱患者入盆时，先浸泡双足，再淋头部。适应水温后，可采取半坐半仰卧位，使用浸了药水的毛巾轻轻裹住头，或头上可放置一块浸了药水的毛巾，双肩露出水面或交替入水，进行全身浸泡，头不入浴。根据病情、体质调节入浴时间，浸泡10分钟后出浴，休息1分钟后再入浴浸泡。浸浴时间以30分钟为宜，水温下降可随时调节。浸泡结束后不冲淋浴，穿好浴衣、拖鞋在温暖的房间里休息5分钟后再更衣离开。每日1次，21次为1个疗程。

5 禁忌证

a）婴幼儿及75岁以上老人不宜浸泡阿尔善。

b）女性在经期、孕期不宜浸泡阿尔善。

c）感冒、咽喉炎发作期不宜浸泡热阿尔善；寒性疾病不宜浸泡冷阿尔善。

d）高血压、心脏病不宜浸泡阿尔善。

e）瘟疫、性病等传染病，以及扩散热、浮肿不宜浸泡阿尔善。

f）萨病初期和肾病加重期不宜浸泡阿尔善。

g）开放性伤口不宜浸泡阿尔善。

h）对"人工阿尔善"所用药物过敏者及呢布琪热乎（渗出性）血液病不宜浸泡阿尔善。

6 注意事项

a）治疗前对患者要做必要的解释工作，以消除其思想上的顾虑。

b）如浸泡热浴出现头晕时，头顶置块凉毛巾给予冷敷疗法。

c）入浴全程应密切观察患者的身体状态，发现不适情况时应立即停止浸泡，采取相应措施。

d）药浴结束后保证充分休息。

e）药浴结束后忌喝凉水、受风或处于阴凉潮湿的环境。

f）注意水温，避免烫伤。

7 异常情况及处理措施

a）如出现头晕、心慌、胸闷等症状时应立刻停止浸泡，让患者平卧，吸氧，观察生命体征，必要时检查心电图或送急诊。

b）如出现晕厥，应针灸人中，同时观察生命体征及血糖等。处理后仍不苏醒或生命体征不稳者，应立即吸氧，同时采取急救措施。

c）如不慎烫伤，应立即采取冷水冲洗降温处理。如烫伤严重者，立即送专科就诊。

团 体 标 准

T/CMAM M16—2019

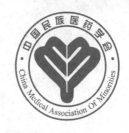

蒙医医疗技术操作规范
蒙医萨木拿乎（拔罐放血）技术

2019-12-30 发布

2020-06-30 实施

中国民族医药学会 发布

蒙医医疗技术操作规范　蒙医萨木拿乎（拔罐放血）技术

1　术语和定义

萨木拿乎（拔罐放血）技术是蒙医将拔罐疗法与放血疗法相结合的一种外治疗法。

2　范围

适用于关节协日乌素病（风湿性、类风湿疾病）、颈肩腰背腿痛、肌肉劳损；萨病（脑卒中）、尼古仁萨（周围性面神经麻痹）；头痛、失眠、塔嘎希古日（感冒）；蒙格日（支气管炎）、呼吸不畅（哮喘）、胃肠胀气；巴达哈（痤疮）、疮疡、丹毒、毒疮、浮肿；毛盖伊力都（带状疱疹）；毒蛇咬伤等疾病。

3　常用器具及基本操作方法

3.1　常用器具

玻璃罐（或陶瓷罐、铜罐）、高温高压专用消毒柜、三棱针（或放血器、梅花针）、止血钳、镊子、消毒盘、打火机或火柴、95%酒精、碘伏、一次性无菌手套、干棉球、纱布、喇叭筒状纸卷、医用氧气、一次性床单等。

治疗室应安静、整洁、阳光照射充足、温度适当，患者坐卧用的床、椅整齐；每日紫外线灯照射消毒1次，每次30分钟。

3.2　基本操作方法

3.2.1　术前准备

除了诊断应做的检查、检验外，常规检查血常规、血糖及心电图等。术前应检测患者体温、血压、呼吸、脉搏。告知患者术中及术后可能出现的不良反应，签订知情同意书。

3.2.2　器械消毒及准备

蒸馏水与三氯泡腾片500∶1（mL）比例配置的消毒液浸泡玻璃罐或陶瓷罐2小时以上，或用高温高压专用消毒柜消毒罐和三棱针、止血钳、镊子、消毒盘等器械。

3.2.3　施术方法

3.2.3.1　准备

备齐物品，携至床旁，检查罐口是否光滑。根据萨木拿乎部位或穴位选择适宜体位，术者用肥皂洗手或75%酒精擦拭手，戴一次性无菌手套，拔罐部位用消毒温毛巾擦拭干净后，再用碘伏消毒2分钟后拔火罐。

3.2.3.2　拔罐

先用止血钳夹起可燃酒精棉球挤干点燃，往罐内底部环绕3圈（或将准备好的喇叭筒状纸卷点燃，当燃至1/3时，口朝里、底朝外，投入罐中），退出燃烧的酒精棉球，迅速将火罐扣在所选穴位或部位上，留罐15分钟。如因病情需要，在毛发处拔罐时，为防止引火烧伤或造成感染，应先剃毛，再消毒拔罐。起罐时，右手扶住罐体，左手拇指或食指按压罐口一侧起罐。待空气进入罐内，取下火罐，擦拭干净后再用碘伏消毒1次。

3.2.3.3　放血

起罐后，用碘伏常规消毒皮肤隆起处，再用一次性放血器或梅花针、三棱针迅速刺破隆起部位，随即出针，连续数次，针身直入直出，适量放血；然后再拔罐，留罐5分钟左右，再起罐。起罐时，右手扶住罐体，左手拇指或食指按压罐口一侧起罐。待空气进入罐内，用消毒干棉球接住血水，取下火罐。起罐后继续擦试血污，擦试干净后再用碘伏消毒 1 次。

3.2.4 术后处理

常规消毒局部皮肤，一般无须包扎或贴敷。如伤口较大或较深时，可用无菌纱布包扎贴敷。治疗结束后，观察患者的体温、呼吸、血压、脉搏等基本情况。如正常，告知患者注意事项及禁忌，让患者休息 5 分钟后即可离去。做好治疗记录，处理术中使用的器具及一次性耗材等。

3.2.5 护理

术后 3 天，避免淋浴或泡澡，以防伤口污染；切勿劳累、着凉、淋雨、剧烈运动等；饮食方面，忌葱、蒜等辛辣及易引发赫依病的饮食。

4 常见病操作技术

4.1 毛盖伊力都（带状疱疹）

4.1.1 概述

毛盖伊力都是由协日乌素增多，与血黏相助，导致赫依血循环受阻，损伤皮肤白脉，沿着白脉分布区域出现水疱并以带状分布为典型表现的急性皮肤病。本病属蒙医"皮肤协日乌素病"范畴，与西医"带状疱疹"相对应。

4.1.2 治法治则

改善赫依血循环，抑黏、病血、燥协日乌素，引病外除。

4.1.3 操作方法

依据疱疹部位，取适宜体位，充分暴露疱疹区域。取适宜消毒玻璃罐（或瓦罐、陶瓷罐）3 ～ 5 个，以掐头去尾及疱疹明显部位拔罐原则选取拔罐区域。局部常规碘伏消毒，用止血钳夹起可燃酒精棉球，挤干点燃，往罐内近底部环绕 3 圈（或将准备好的喇叭筒状纸卷点燃，当燃至 1/3 时，口朝里、底朝外，投入罐中），迅速将火罐扣在皮肤上，留罐 15 分钟。到点后，按压罐口一侧起罐，再用一次性梅花针（或一次性放血器、三棱针）迅速刺破隆起部位，随即出针，连续数次，针身直入直出，深达疱疹基底部。然后再拔罐，留罐 5 分钟左右，起罐，擦拭血污。观察患者局部皮肤颜色、体温、呼吸、血压、脉搏等基本情况。告知患者注意事项及禁忌，稍事休息后离去。隔日 1 次，7 次为 1 个疗程。

4.2 鼻亚玛病（过敏性鼻炎）

4.2.1 概述

鼻亚玛病是由过度劳累、日常生活规律失调或在怪味、烟、粉尘等外因刺激下，机体三根失衡、赫依巴达干偏盛，导致以鼻腔刺痒、打喷嚏、流鼻涕、颜面部肿胀为主要症状的鼻部疾病。本病属蒙医"亚玛病"范畴，与西医"过敏性鼻炎"相对应。

4.2.2 治法治则

抑制赫依，清除巴达干，改善赫依血循环，引病外除。

4.2.3 操作方法

患者取前倾坐位或俯卧位，充分暴露背部，选好母肺穴和子肺穴及双侧肺八穴，用消毒温湿毛巾洗净所选穴位后，用碘伏消毒局部，取 5 个大小适宜的消毒罐，用止血钳夹起可燃酒精棉球挤干点燃，往罐内底部环绕 3 圈（或将准备好的喇叭筒状纸卷点燃，当燃至 1/3 时，大头往里、小头往外，投入罐中），迅速将火罐扣在皮肤上，留罐 15 分钟后起罐。再选 3 个穴位，用一次性梅花针（或一次性放血器、三棱针）迅速刺破皮肤放血，再拔罐，留罐 5 分钟后起罐。擦拭干净流出的血液、协日乌素，碘伏消毒。观察患者局部皮肤颜色、体温、呼吸、血压、脉搏等基本情况。告知患者注意事项及禁忌，稍事休息后离去。隔日治疗 1 次，7 次为 1 个疗程。

4.3 尼如奈宝拉庆玛哈奈协日乌素病（慢性腰肌劳损）

4.3.1 概述

尼如奈宝拉庆玛哈奈协日乌素病是由于腰背部宝拉庆玛哈（肌肉）长期劳累或受凉、受潮导致协日乌素增多，聚集于尼如奈宝拉庆玛哈（肌肉）引起的，以腰背部疼痛、活动受限为主要临床表现的一种疾病。本病属蒙医"尼如奈呼英病"范畴，与西医"慢性腰肌劳损"相对应。

4.3.2 治法治则

燥协日乌素，改善赫依血循环，舒筋活血，引病外除。

4.3.3 操作方法

患者取俯卧位，充分暴露腰部。取适宜消毒玻璃罐 5 个，选择腰部脊柱三穴、阿是穴常规碘伏消毒，用止血钳夹起可燃酒精棉球挤干，点燃后往罐内底部环绕 3 圈（或将准备好的喇叭筒状纸卷点燃，当燃至 1/3 时，口朝里、底朝外，投入罐中），迅速将火罐扣在皮肤上，留罐 15 分钟。到点后，按压罐口一侧起罐。再用一次性梅花针（或一次性放血器、三棱针）迅速刺破皮肤出血（随即出针，针身直入直出，深达皮肤基底部）后再拔罐，留罐 5 分钟后起罐。擦拭干净流出的血液、协日乌素，碘伏消毒。观察患者局部皮肤颜色、体温、呼吸、血压、脉搏等基本情况。嘱患者注意禁忌事项，稍事休息后离去。隔日 1 次，7 次为 1 个疗程。

5 禁忌证

重症心脏病、高烧、抽搐、晕厥、水肿、出血性疾病、毒瘤、疖；孕妇腹部、烧伤、肌腱及骨伤初期等。

6 注意事项

a）根据拔罐穴位选定罐子大小及吸力和留罐时间。

b）拔罐时，应取适当体位，选择肌肉较厚的部位。骨骼凹凸和毛发较多处不宜拔罐。

c）拔罐过程中，应随时观察火罐吸附情况和皮肤颜色。

d）拔罐时，应避免罐口过烫或酒精流出烧伤皮肤。动作要稳、准、快，起罐时手法要轻缓，一手抵住罐边皮肤，按压，待空气进入罐内将罐取下，不可硬拉或旋动。

e）用三棱针放血时，应注意手感，进针不宜过深，以免损伤内脏、血管、肌腱。

f）拔罐放血时，一次最多可在 4 罐下放血，放血量不宜过多，以免过度紧张出现不适或晕罐、晕血、休克。

g）伤口较大或较深时，要常规碘伏消毒伤口，并用无菌纱布或无菌敷料贴敷伤口。3 日内禁止淋浴或泡澡，以免污染伤口。

7 异常情况及处理措施

7.1 起疱

烧伤或拔罐时间过长时，可能会引起水疱。如出现小米粒似的小水疱 3 ～ 5 个，无须处理，嘱患者避免擦破、挠破即可；如出现密密麻麻的小水疱或较大水疱时，需先冷敷 5 分钟，冷敷后皮肤改善不明显者，常规消毒，用一次性无菌注射器针头刺破水疱，覆盖无菌敷料贴敷伤口，防止感染。

7.2 晕厥

拔罐过程中，患者出现晕罐时，应立即起罐并让患者去枕平躺，可适量喝温水，必要时吸氧。

7.3 喷血及血肿

用三棱针放血时，进针过深或碰到小血管时，会出现喷血现象或皮下血肿，应及时发现、及时起罐，立即压迫止血或冷敷，避免揉搓加重血肿。

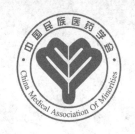

团 体 标 准

T/CMAM M17—2019

蒙医医疗技术操作规范
蒙医扫如乐（拔罐）技术

2019-12-30 发布　　　　　　　　　　　　　　2020-06-30 实施

中国民族医药学会 发布

蒙医医疗技术操作规范 蒙医扫如乐（拔罐）技术

1 术语和定义

扫如乐（拔罐）技术是蒙医以特定的罐作为工具，利用燃火、抽气等方法排除罐内空气，达到真空，产生负压，使罐吸着于皮肤，造成瘀血现象，达到调整机体功能、防治疾病目的的外治疗法。此法具有改善赫依血循环，驱风散寒，消肿止痛，吸毒排脓等作用。

罐的种类有玻璃罐、瓦罐、陶瓷罐、牛角罐、铜罐、竹罐等。拔罐的基本方法有投火法、闪火法、贴棉法、架火法、贴纸法等。

2 范围

适用于关节协日乌素病（风湿、类风湿）、颈肩腰背腿痛、肌肉劳损；萨病（脑卒中）、尼古仁萨（周围性面神经麻痹）；塔嘎希古日（感冒）、头痛、失眠、巴达哈（痤疮）；蒙格日（支气管炎）、呼吸不畅（哮喘）、召格得乎（呃逆）；胃肠胀气、宫寒、疮疡、丹毒、毒疮、浮肿、毛盖伊力都（带状疱疹）；毒蛇咬伤等。

3 常用器具及基本操作方法

3.1 常用器具

三氯泡腾片、蒸馏水、玻璃罐（或陶瓷罐、铜罐）、高温高压消毒柜、止血钳、镊子、消毒盘、打火机或火柴、95%酒精、碘伏、一次性无菌手套、干棉花、纱布、喇叭筒状纸卷、医用氧气、一次性床单等。

治疗室应安静、整洁、阳光照射充足、温度适当，患者坐卧用床椅整齐；每日用紫外线灯照射消毒1次，每次30分钟。

3.2 操作方法

3.2.1 术前准备

除了诊断应做的检查、检验外，常规检查血常规、血糖及心电图等；术前应检测患者体温、血压、呼吸、脉搏；告知患者术中及术后可能出现的不良反应，签订知情同意书。

3.2.2 器械消毒及准备

蒸馏水与三氯泡腾片500：1（mL）比例配置的消毒液浸泡玻璃罐或陶瓷罐2小时以上，或用高温高压消毒柜消毒罐、止血钳、镊子、消毒盘等器械。

3.2.3 体位及消毒

根据拔罐部位或穴位选择适宜体位，术者用肥皂洗手或75%酒精擦拭手，戴一次性无菌手套，拔罐穴位用消毒温毛巾擦拭干净或用碘伏消毒（2分钟后再拔火罐）。

3.2.4 点火

闪火法：用止血钳夹住95%酒精棉球（2个）拧干，打火将酒精棉球点燃后，伸入罐底部环绕3圈（切勿将罐口烧热，以免烫伤皮肤），退出火迅速将罐扣在所选部位或穴位上。

贴棉法：用大小适宜的浸95%酒精棉一块，贴在罐内壁中段（不要过湿），点燃后迅速扣在选定的部位或穴位上。

投火法：点燃准备好的口大底小的喇叭筒状纸卷，当燃至1/3时，口朝里、底朝外，投入罐内，迅速将罐扣在选定的部位或穴位上。

3.2.5 拔罐法

坐罐法：又名"定罐法"，将罐吸附在皮肤上不动，直至皮肤呈现瘀血现象为止。一般留置15分钟，此法适用于镇痛治疗。

闪罐法：将罐拔住后，马上起罐，如此反复多次地拔罐、起罐，以皮肤潮红、充血或瘀血为度。多用于局部肌肤麻木、疼痛等症。

走罐法：又称"推罐法"，先在拔罐部位皮肤及罐口上，涂一层凡士林等非燃烧润滑剂，再将罐拔住，然后医者用右手握住罐子，向上、下或左、右往返推动火罐，直至皮肤红润、充血或瘀血时，将罐取下。此法适用于面积较大，肌肉丰厚部位，如脊背、腰臀、大腿等部位的酸痛、麻木、风湿痹痛等症。

起罐时右手扶住罐体，左手以拇指或示指按压罐口一侧，待空气进入罐内，起罐即可。隔日1次，7次为1个疗程。

3.2.6 术后处理

观察患者的体温、呼吸、血压、脉搏等基本情况。如正常，告知患者注意事项及禁忌，让患者稍事休息后即可离去。做好治疗记录，处理术中使用的器具及一次性耗材等。

3.2.7 护理

注意勿劳累、着凉、淋雨、剧烈运动；饮食方面，忌葱蒜等辛辣及引发赫依病的饮食。

4 常见病操作技术

4.1 呼吸不畅病（支气管哮喘）

4.1.1 概述

呼吸不畅病是由于受冷空气、怪气味刺激或受风寒、受凉、受潮等因素，引起机体三根失衡、巴达干血相搏、赫依运行紊乱，呼吸道痉挛阻塞而引发的以阵发性喘息、胸闷、气短为主要临床表现的呼吸道疾病。本病属蒙医"肺赫依病"范畴，与西医"支气管哮喘"相对应。

4.1.2 治法治则

镇赫依，平衡三根，止咳，化痰，平喘，通窍。

4.1.3 操作方法

患者取前倾坐位或俯卧位，选好赫依穴、母肺穴、子肺穴、肺八穴等，用消毒温湿毛巾洗净所选穴位后碘伏消毒，然后用止血钳夹起可燃酒精棉球挤干点燃，往罐内底部环绕3圈（或将选好的喇叭筒状纸卷点燃，当燃至1/3时，口朝里、底朝外，投入罐中），迅速将火罐扣在所选部位或穴位上，留罐15分钟后起罐。观察患者局部皮肤颜色、体温、呼吸、血压、脉搏等基本情况，如正常嘱患者可离去。隔日1次，7次为1个疗程。

4.2 蒙格日病（慢性支气管炎）

4.2.1 概述

蒙格日病是在肺热、肺黏性疾病未痊愈的基础上而受风寒侵袭引起三根失衡、巴达干希拉相搏，合并黏血，巴达干黏液滞留于支气管、肺内，导致赫依血循环不畅而发病。以冬季或常年咳嗽、咳痰、喘鸣为主要临床表现。通常冬季或感冒后易加重，夏季多缓解。本病属蒙医"肺顽症"，与西医"慢性支气管炎、肺气肿"相对应。

4.2.2 治法治则

抑制黏希拉，清除巴达干，止咳，化痰，平喘，润肺。

4.2.3 操作方法

患者取前倾坐位或俯卧位，选好赫依穴、母肺穴和子肺穴、肺八穴。用消毒温湿毛巾洗净、擦干所选穴位、碘伏消毒，然后用止血钳夹起可燃酒精棉球挤干点燃，往罐内底部3圈（或将准备好的喇叭筒状纸卷点燃，当燃至1/3时，口朝里、底朝外，投入罐中），迅速将火罐扣在皮肤上，留罐15分钟后起罐。观察患者局部皮肤颜色、体温、呼吸、血压、脉搏等基本情况，如正常嘱患者可离去。每日1次或隔日1次，7次为1个疗程。

4.3 尼如奈乎希乎其那日泰协日乌素病（强直性脊柱炎）

4.3.1 概述

尼如奈乎希乎其那日泰协日乌素病是由于长期在阴冷潮湿地区居住或受风受凉等诱因导致机体三根失衡，胃火衰败，胆汁之糟粕协日乌素增多，协日乌素聚集于腰骶椎关节、肌腱、筋膜、韧带，使其赫依血循环受阻引起的以腰骶部疼痛、活动受限、晨僵等为主要临床表现的疾病。本病属蒙医"关节协日乌素病"范畴，与西医"强直性脊柱炎"相对应。

4.3.2 治法治则

调理胃火，镇赫依，促进精华与糟粕分离，改善赫依血循环，修复白脉。

4.3.3 操作方法

患者取俯卧位，选好骶髂关节阿是穴、髋臼穴、闭孔穴及脊柱主穴、旁穴等，用消毒温湿毛巾洗净、擦干所选穴位后碘伏消毒。用止血钳夹起可燃酒精棉球挤干点燃，往罐内底部绕3圈（或将准备好的喇叭筒状纸卷点燃，当燃至1/3时，口朝里、底朝外，投入罐中），迅速将火罐扣在所选部位或穴位上，留罐15分钟后起罐。若起水疱，用消毒针挑破水疱，并用消毒棉签擦干、碘伏消毒。观察患者局部皮肤颜色、体温、呼吸、血压、脉搏等基本情况，如正常嘱患者离去。隔日1次，7次为1个疗程。

5 禁忌证

重症心脏病、高烧、抽搐、晕厥、水肿、出血性疾病、毒瘤、疖；孕妇腹部、烧伤、肌腱及骨伤初期等。

6 注意事项

ａ）根据拔罐部位选定罐子大小、吸力及留罐时间。

ｂ）拔罐时，应采取适当体位，选择肌肉较厚的部位。骨骼凹凸和毛发较多处不宜拔罐。

ｃ）拔罐过程中，应随时观察火罐吸附情况和皮肤颜色。注意避免火源烧伤患者衣物、头发、眉毛。

ｄ）拔罐时，应避免罐口过烫或酒精流出烧伤皮肤。动作要稳、准、快，起罐时手法要轻缓，一手抵住罐边皮肤、按压，待空气进入罐内，将罐取下，不可硬拉或旋动。

7 异常情况及处理措施

7.1 起疱

烧伤或拔罐时间过长时，可能会起水疱。起5个以下小米粒大小水疱时，无须处理，嘱患者避免擦破、挠破即可；如出现密密麻麻的小水疱或较大水疱时，需先冷敷5分钟，冷敷后皮肤改善不明显者，常规消毒，用一次性无菌注射器针头刺破水疱，覆盖消毒敷料贴敷，防止感染。

7.2 晕厥

拔罐过程中，患者出现晕罐时，应立即起罐并让患者去枕平躺，可适量喝温水，必要时吸氧。

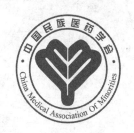

团 体 标 准

T/CMAM M18—2019

蒙医医疗技术操作规范
蒙医嘎拉哈塔古日（火针）技术

2019-12-30 发布 　　　　　　　　　　　　2020-06-30 实施

中国民族医药学会 发布

蒙医医疗技术操作规范　蒙医嘎拉哈塔古日（火针）技术

1　术语和定义

蒙医嘎拉哈塔古日（火针）技术是用烧红的特制针具快速刺激人体相应的穴位（或脉穴），达到治病或防病目的的一种外治疗法。常用火针有金针、银针、钢针、钨合金火针等。火针针刺法有直刺法、斜刺法、点刺法、散刺法、密刺法、环刺法等。点刺法适用于穴位，后三种方法适用于疼痛靶点。囊肿和扳机点处，多采用直刺法。

2　范围

适用于脓肿、血肿、丹毒、疖、痈等皮肤病；陈旧伤、痞、巴木病（下肢静脉曲张）；关节协日乌素病（风湿性关节炎）、拖赉病（类风湿关节炎）、乎朱奈乎英（颈椎病）、木仁奈乎英（肩周炎）、尼如奈乎英（腰椎病）等骨关节病和白脉病。

3　常用器具及基本操作方法

3.1　常用器具

直径 0.3～0.4mm 中细钨合金火针、止血钳、酒精灯、棉球、消毒碘伏、95% 的乙醇、消毒棉签、消毒弯盘、玻璃罐、点火工具、一次性中单、医用氧气等。

治疗室应安静、整洁、阳光照射充足、温度适当，患者坐卧用床椅整齐；每日用紫外线灯照射消毒 1 次，每次 30 分钟。

3.2　基本操作方法

3.2.1　术前准备

除了诊断应做的检查、检验外，常规检查血常规、血糖及心电图等；术前应检测患者呼吸、脉搏、体温、血压；告知患者术中及术后可能出现的不良反应，签订知情同意书。

3.2.2　器械消毒及准备

高温高压专用消毒柜消毒罐火针、止血钳、镊子、消毒盘等器械。

3.2.3　施术方法

3.2.3.1　准备工作

备齐物品，携至患者身旁。

3.2.3.2　体位及消毒

选定施术穴位或疼痛靶点，取合适的体位。医者用肥皂洗手或消毒液擦拭手，戴一次性无菌手套，施术穴位或疼痛靶点用碘伏消毒。

3.2.3.3　烧针及进针

助手手持点燃的酒精灯或酒精棉球；施术者左手固定穴位或标定痛点，右手持钨合金火针，在酒精灯外火焰上将针尖烧至红后发白，迅速、准确地刺入穴位或疼痛靶点，再快速拔出。肌筋膜协日乌素病（颈背肌筋膜综合征）行火针治疗时，拔出火针后可追罐吸出协日乌素，10 分钟后取罐，消毒。隔日 1 次，7 次为 1 个疗程。

3.2.4　术后处理

火针术后一般无须进行局部皮肤消毒或包扎、贴敷等。如追加拔罐，取罐后要消毒针眼；如行环刺针法，可进行局部消毒，贴敷无菌纱布以免感染。下肢静脉曲张用火针技术进行放血施术后，用弹力绷带包扎。治疗结束后，观察患者的体温、呼吸、血压、脉搏等基本情况。如正常，告知患者注意事项及禁忌，让患者稍事休息后离去。做好治疗记录，处理术中使用的器具及一次性耗材等。

3.2.5　护理

起居方面，术后3天避免淋浴或泡澡，以防伤口污染；切勿劳累、着凉、淋雨、剧烈运动。下肢静脉曲张患者应避免久站和多走，躺卧时下肢应抬高。饮食方面，忌葱、蒜等辛辣及易引发赫依病的饮食。

4　常见病操作技术

4.1　巴木病（下肢静脉曲张）

4.1.1　概述

巴木病是指机体在外因作用下，精华与糟粕分离受阻，引起希拉热偏盛，侵入血液，导致病血（恶血）增多，病血与希拉相助伤及下肢黑脉、肌肉等引起的以瘀青、红肿、疼痛、黑脉（静脉）迂曲、隆起为临床表现和特点的疾病。本病属蒙医"血症"，与西医"下肢静脉曲张"相对应。

4.1.2　治法治则

清血热，消除巴达干，燥协日乌素，改善下肢赫依血循环。

4.1.2　操作方法

4.1.2.1　施术前远行准备

施术前3天，口服三子汤分离正血（健血）与病血（恶血）。

4.1.2.2　施术前近行准备

施术前嘱患者少量饮水，适量运动。标定曲张严重的黑脉（静脉）和隆起明显的黑脉（静脉窦）。

4.1.2.3　操作步骤

患者背对医者，取立位或坐位。医者用肥皂水洗手或消毒液擦拭手，戴无菌手套，常规碘伏消毒施术部位，一般选择曲张严重的黑脉（静脉）脉位或隆起明显的黑脉（静脉窦）脉位。在施术部位上2寸处结扎（结扎带不宜过粗、松紧适度，不得使皮肤褶皱），静脉压力高者也可不结扎。助手手持点燃的酒精灯或酒精棉球；施术者右手持钨合金火针（直径为0.4mm），在酒精灯外火焰上将针尖烧至红后发白，迅速、准确刺入脉位靶点，再快速拔出（整个过程大约只需1秒），让血液自然流出（或喷出），待病血（呈黑紫色、稠而气味浓）自然停止流出后，选择下一个脉位进行施治，总放血量应控制在50mL以内。一般采用直刺法，进针不可过深，一般为0.2～0.5cm，以免刺穿血管。施术结束后缓缓解开结扎带，常规消毒伤口，敷无菌纱布后用弹性绷带加压包扎施术部位，或嘱患者穿上弹力袜裤。1周1次，5次为1个疗程，1年可治疗3个疗程，疗程间应间隔4周，可连续施治3年。疗程与治疗时间要视病情与身体状况而定。

4.2　肌筋膜协日乌素病（颈背肌筋膜综合征）

4.2.1　概述

肌筋膜协日乌素病是机体在外因作用下，精华与糟粕分离受阻，协日乌素偏盛，侵犯颈背部肌肉、筋膜、肌腱引起的以颈背部疼痛、僵硬为主要临床表现的疾病。本病属蒙医"协日乌素病"范畴，相当于西医"颈背肌筋膜综合征"。

4.2.2　治法治则

燥协日乌素，改善局部赫依血循环，松解粘连，消除钙化。

4.2.3　操作方法

患者取坐位或俯卧位，医者用圆珠笔或碳素笔标定疼痛靶点处或扳肌点处，用肥皂水洗手或消毒液擦拭手，戴无菌手套，常规消毒标定区域。助手手持点燃的酒精灯或酒精棉球；施术者左手固定靶点或扳机点（或捏起局部软组织或用十字交叉针刺法固定靶点），右手持钨合金火针（直径为0.4mm），在酒精灯外火焰上将针尖烧至红后发白，迅速、准确刺入靶点或扳机点，再快速拔出（整个过程大约只需1秒）。为了破坏靶点或扳机点，可重复操作数次，如有协日乌素流出则效果更佳。可在火针点刺或密刺部位拔火罐，吸出协日乌素，增强疗效。一般采用直刺法，进针深度为0.5～1cm（以蒙医取穴尺度为准）。隔5日1次，5次为1个疗程。

4.3 乌赫日伊力都（银屑病）

4.3.1 概述

乌赫日伊勒特是机体在外因作用下，瘀血与协日乌素偏盛，侵犯皮肤，引起头皮、四肢及全身皮肤上出现红斑、鳞屑为主要临床表现的皮肤病。本病属蒙医"皮肤协日乌素病"，与西医"银屑病"相对应。

4.3.2 治法治则

清血热，消除巴达干，燥协日乌素，改善赫依血循环。

4.3.3 操作方法

患者取坐位或仰卧、俯卧位。医者用肥皂水洗手或消毒液擦拭手，戴无菌手套，施术有癣块或长癣部位常规碘伏消毒，采取点刺技术。助手手持点燃的酒精灯或点燃的酒精棉球；施术者左手固定部位，右手持钨合金火针（直径为0.4mm），在酒精灯外火焰上将针尖烧至红后发白，迅速、准确刺入部位靶点，再快速拔出（整个过程大约只需1秒），深度为0.5cm左右，以透过真皮层为度。施术结束后，常规消毒伤口。每日1次，可交替选择施术癣块，7次为1个疗程。疗程与治疗时间要视病情与身体状况而定。

5 禁忌证

a）患有血小板减少症、血友病、有出血倾向及晕血者；败血症、血管瘤、肿瘤、精神异常等患者一般禁用火针放血技术。

b）意识不清，有心、肺、肝、肾功能不全，贫血，低血压，孕期和过饥过饱、醉酒、过度疲劳者，不宜使用本技术。

c）体质虚弱、产后、术后或泻法、催吐法、鼻药及灌肠法施治之后，亦禁用火针放血技术。

d）空腹血糖≥8mmol/L或伴有周围神经损伤的糖尿病患者禁用本技术。

e）巴木病（下肢静脉曲张）行火针时，禁用于血栓斑块形成者。

6 注意事项

a）术前应做好解释沟通工作，消除患者心理负担，避免术中出现异常现象。

b）操作时，手法宜轻、稳、准、快。不可用力过猛，防止刺入过深，伤及其他组织，更不可刺破动脉。

c）烧针时，应烧到针尖由红变白为度；做到快速进针，快速取针，进针深度适当。

d）火针放血后，应注意血液是否凝固，有无血肿出现。

7 异常情况及处理措施

7.1 皮下血肿

先给予局部按压及冰敷，2小时后再给予热敷，或外敷活血化瘀药物等，也可在血肿处拔罐处理。

7.2 晕针

应立即停止操作，让患者去枕、头偏向一侧平卧，如呼吸、心跳、血压平稳，可给予温水或糖水一杯，短暂休息后可缓解。经上述处理无效时，立即掐人中、腕上内外穴（内关、外关）、顶会穴（百会），或针刺急症穴（劳宫穴、涌泉穴），或立即给予吸氧、静脉推注 20% 葡萄糖 20mL（高血糖者除外）。如出现呼吸、心跳停止，立即进行心肺复苏的同时，建立静脉通道，严密监测生命体征，电话联系急诊科医护人员协助抢救处理。

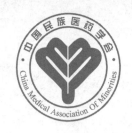

团 体 标 准

T/CMAM M19—2019

蒙医医疗技术操作规范
蒙医布利延哈塔古日（温针）技术

2019-12-30 发布

2020-06-30 实施

中 国 民 族 医 药 学 会 发布

蒙医医疗技术操作规范　蒙医布利延哈塔古日（温针）技术

1　术语和定义

蒙医布利延哈塔古日（温针）技术是使用银针或金针在人体特定的穴位针刺后，用艾灸或酒精棉球烧针或用温针加热仪等给予温热刺激，以达到预防和治疗疾病为目的的一种蒙医传统外治疗法。

2　范围

适用于血肿、丹毒、痈、囊肿、脓肿等皮肤类疾病；关节协日乌素病、风湿及类风湿关节炎等风湿免疫系统疾病；巴达干病、消化不良等消化系统疾病；乎朱奈乎英（颈椎病）、尼如奈乎英（腰椎病）、木仁奈乎英（肩周炎）、膝关节骨性关节炎等骨关节疾病；萨病、希瑞萨、尼古仁奈萨、召格达乎等白脉病；头昏、失眠等精神心理疾病及妇科病和用其他方法治疗无效的疾病。此外，还可纠正其他治疗类失误等。

3　常用器具及基本操作方法

3.1　常用器具

银针（银含量85%，直径1mm，长度40cm）、碘伏、95%的酒精、消毒棉球、弯盘、银针加热仪、艾条、火柴或打火机、无菌手套、高温高压消毒柜、氧气等。

治疗室应安装换气扇，安静、整洁、阳光照射充足，温度适当，患者坐卧用床椅整齐；每日用紫外线灯照射消毒1次，每次30分钟。

3.2　基本操作方法

3.2.1　术前准备

除了诊断应做的检查、检验外，常规检查血常规、血糖及心电图；检测患者呼吸、脉搏、体温、血压；告知患者术中及术后可能出现的不良反应，签订知情同意书。

3.2.2　体位及消毒

根据治疗穴位，选择适宜的体位，应以患者感到舒适、肌肉保持放松、能持久留针为宜。治疗腹侧穴位时，可选仰卧位；治疗背侧穴位时，可选俯卧位；治疗侧面穴位时，可选侧卧位；治疗头面部、前颈部、胸部、肩部、前臂、膝部、小腿及踝关节等处穴位时，可采用仰卧位、半仰卧位或坐位；治疗头、后颈部、背部、肩胛侧穴位时，可选择坐位或半俯卧位。按实心针消毒要求，用高温高压消毒针具。术者双手先用肥皂水清洗，再用75%的医用酒精棉球或医用消毒液擦拭，在局部用艾尔碘棉签由中心向外做环形消毒。

3.2.3　进针方法

术者左手持两支碘伏棉签（或艾尔碘棉签）夹住银针，或左手拇指按压穴位，右手持针，针尖紧靠棉签或左手拇指指甲缘，右手拇、示指用力，快速将无菌银针刺入穴位皮层，然后缓慢将针推入穴位深处。进针方法有直刺、斜刺。当银针刺入一定深度时，局部出现酸、麻、胀、痛、重感，亦可向一定方向传导，此谓正常针感。

3.2.4　烧针加热

用酒精棉球闪火烧针加热，烧至针柄微红或患者感到有灼热感后停止烧针。留针期间，可重复烧针加热3遍；或在针柄上加直经10mm、长约1cm艾炷，点燃下端加热或用银针加热仪加热25分钟。

3.2.5 留针及起针

根据病情及患者的体质，一般留针 25 分钟。待针柄凉却后，左手持消毒干棉签按压穴位处，右手拇、示指轻轻向上提拉针柄将针取出，同时左手用棉签轻轻按压穴位 3 秒，可用碘伏棉签消毒穴位。如有出血，待止血后再消毒即可。

每次选 2 个主穴行温针治疗，主穴可隔日交替选择，每日 1 次或隔日 1 次，10 次为 1 个疗程，可连续治疗 2 个疗程。

3.2.6 术后处理

取针后，如针眼红肿或发白，可用冷敷法，降低皮肤温度。针眼有出血时，用消毒棉签压迫止血，告知患者注意事项及禁忌，观察患者体温、呼吸、血压、脉搏等基本情况。如正常，让患者稍事休息后离去。做好治疗记录，处理术中使用的器具、一次性耗材及高温高压消毒银针等。

3.2.7 术后护理

起居方面，术后 3 天避免洗澡、淋雨、风吹、游泳、浸水等；避免剧烈运动，日晒火烤，防止大量出汗。饮食方面，忌葱、蒜、姜等刺激性食物及不易消化或生冷饮食 3 天。

4 常见病操作技术

4.1 木仁奈乎英（肩周炎）

4.1.1 概述

木仁奈乎英是由于精华与糟粕分离紊乱，胆汁之精华协日乌素增多侵入血液，协日乌素与病血（恶血）相助，降于肩关节，导致肩关节赫依血循环受阻，白脉功能失调，引起的以肩臂冷痛、钝痛、酸痛，伴肩上举、外展、后背活动受限为主要临床表现的一组临床综合征。查体时，可有肩峰下滑囊处压痛或肱二头肌长头肌腱处压痛。好发年龄为 50 岁左右，女性发病率略高于男性，多见于体力劳动者。如得不到及时有效的治疗，可引起肩关节粘连、疼痛向颈部及肘部放射，还可出现三角肌的萎缩。本病属蒙医"乎英"病范畴，与西医"肩周炎"相对应。

4.1.2 治法治则

改善赫依血循环，消炎止痛，燥协日乌素，修复白脉。

4.1.3 操作方法

患者取坐位或侧卧位，充分暴露肩部及其周围。术者做好双手消毒后戴无菌手套，常规消毒肩穴、肩前穴、肩后穴、三角肌穴等，一般 1 次最多选择 2 个穴位进行温针治疗。取无菌银针，左手持碘伏（或艾尔碘）棉签，右手持针，拇、示指用力，先快后慢斜刺肩穴或直刺肩前穴、肩后穴、三角肌穴，进针长度约 1 寸，用酒精棉球闪火烧针加热，烧至针柄微红或患者感到有灼热感后停止烧针，继续留针 25 分钟。留针期间可重复烧针加热 3 遍；或在针柄上加直经 10mm，长约 1cm 艾炷，点燃下端加热；或用银针加热仪加热 25 分钟。待针柄冷却后拔针，出针后按住针眼 3 秒，用碘伏棉签消毒穴位即可。如有出血，应待止血后再消毒。每日 1 次或隔日 1 次，10 次为 1 个疗程，可连续治疗 2 个疗程。

4.2 膝关节协日乌素病（膝关节骨性关节炎）

4.2.1 概述

膝关节协日乌素病是由于精华与糟粕分离紊乱，胆汁之精华协日乌素增多或减少，协日乌素与病血（恶血）相助，降于膝关节，导致以膝关节慢性渐进性疼痛、关节屈伸不利、晨僵（一般不超过 0.5 小时）、关节肿胀（多见于急性期或活动量较大时）、畏寒怕冷等为主要临床表现的疾病。严重时，下蹲及上下楼梯困难或出现"绞锁征"；查体时，可有浮髌试验阳性。长期反复发作可致滑膜增厚或合并滑膜炎，甚至膝关节畸变，出现内翻或外翻，主、被动关节活动范围缩小，还可因关节韧带松弛而有关节不稳感。发病年龄多在 50 ～ 80 岁，以女性肥胖者多见。属蒙医"协日乌素"病范畴，蒙医认为关节"协日乌素"增多即关节肿胀或关节腔积液，减少即关节润滑液减少伴关节腔狭窄。本病与西医"膝关节骨性关节炎"相对应。

4.2.2 治法治则

改善赫依血循环，消肿止痛，燥协日乌素，改善膝关节活动度。

4.2.3 操作方法

患者取仰卧位，屈膝 45°（膝下垫三角软垫），充分暴露膝关节及其周围。术者做好手消毒后戴无菌手套，常规消毒内外膝眼穴、强身穴等；取消毒银针，左手持碘伏（或艾尔碘）棉签，右手持针，拇示指用力，先快后慢地向关节腔内斜刺及内外膝眼穴，进针长度约 1 寸；直刺强身穴或胫内侧穴，进针长度约 1 寸。用酒精棉球闪火烧针加热，针柄微红或患者感到有灼热感后停止烧针，继续留针 25 分钟。留针期间，可重复烧针加热 3 遍；或在针柄上加直径 10mm、长约 5mm 艾炷，点燃下端加热；或用银针加热仪加热 25 分钟。一般 1 次最多选择 2 个穴进行温针治疗。待针柄冷却后拔针，出针后按住针眼 3 秒，用碘伏棉签消毒穴位即可。如有出血，待止血后再消毒。隔日 1 次，10 次为 1 个疗程，可连续治疗 2 个疗程。

4.3 淖尔豪勒吉乎（失眠症）

4.3.1 概述

淖尔豪勒吉乎是由于过度兴奋、愤怒、急躁等心身行为及过度食用易引起赫依偏盛食物，或年老体弱等诱因导致的赫依偏盛，与血相搏，侵入心、命脉、脑、白脉，致其功能紊乱所引起的以入睡困难或睡眠不深、易惊醒、早醒、多梦、醒后疲乏或缺乏清醒感、白天思睡，伴有头晕眼花、打哈欠、肢体震颤等赫依偏盛为主要临床表现的疾病。本病属蒙医"赫依病"范畴，与西医"失眠症"相对应。

4.3.2 治法治则

镇赫依，调理心身，修复白脉。

4.3.3 操作方法

患者取坐或侧卧位，选择顶会穴、心穴。术者做好双手消毒后戴无菌手套，常规消毒顶会穴、心穴等；取无菌银针，左手持碘伏（或艾尔碘）棉签，右手持针，拇示指用力，先快后慢地斜刺顶会穴、心穴，进针长度约 1 寸。针刺顶会穴时，可将针柄弯曲至 90° 或在针柄上套上湿纸片后，再用酒精棉球闪火烧针加热，针柄微红，或患者感到有灼热感后停止烧针，继续留针 25 分钟。留针期间，可重复烧针加热 3 遍；或在针柄上加直径 10mm、长约 5mm 艾炷，点燃下端加热；或用银针加热仪加热 25 分钟。一般 1 次最多选择 2 个穴位进行温针治疗。待针柄冷却后拔针，出针后按住针眼 3 秒，用碘伏棉签消毒穴位即可。如有出血，待止血后再消毒。隔日 1 次，10 次为 1 个疗程。

5 禁忌证

a）禁用于肝痞、脾痞渗漏引起的热性水肿、热痞扩散等症为主的疾病。

b）急性心、肺功能不全者禁用。

c）骨折、外伤急性期及热性疾病禁用。

d）过饥过饱时、酒后、过于惧针者慎用。

e）孕妇、月经期及糖尿病、糖尿病周围神经病变患者慎用。

f）严重传染性皮肤病、血压过高、出血性疾病者慎用。

g）金属过敏者，要害部位及婴儿囟门闭合前禁用。

6 注意事项

a）施术前，应做好解释、沟通工作，消除心理负担，避免术中出现异常现象。

b）银针必须用高温高压灭菌消毒，穴位用艾尔碘或 75% 酒精消毒，防止感染。

c）皮肤有感染、溃疡、瘢痕等部位不宜行温针。

d）面、项、胸背、胁肋部行温针时，应掌握好进针角度、方向、深度和烧针力度，以免伤及要害部位、脏腑、肌腱、血管、神经或在头面部留疤。

e）治疗过程中应密切观察患者面部表情，询问患者自身感觉。如出现头晕、恶心、面色苍白、发汗等症状时，应立刻起针，让患者平卧，饮温水或红糖水，观察生命体征变化。

f）取针时，核对银针数，避免在患者身上留针。头面部位血管分布丰富，拔针时用干棉球按压数秒，避免出血及皮下血肿发生。

g）拔针后用实心针清洗消毒液清洗银针并用干净纱布擦净，检查银针有无弯曲或断裂情况，完好无损的银针放入高温高压消毒柜消毒或送供应室消毒。如有弯曲的银针，消毒后将顺，再消毒；如有断裂，应收回返厂。

7 异常情况及处理措施

7.1 晕针

应立即停止操作，让患者去枕，头偏向一侧平卧，如呼吸、心跳、血压平稳，给予温水或糖水一杯，短暂休息后可缓解。经上述处理无效，立即掐人中穴、腕上内外穴（内关、外关）、顶会穴（百会），或针刺急症穴（劳宫穴、涌泉穴），或立即给予吸氧、静脉推注50%葡萄糖液20mL（高血糖者除外）。如出现呼吸、心跳停止，在立即进行心肺复苏的同时，建立静脉通道，严密监测生命体征，采取抢救措施。

7.2 滞针

起针时，如出现针下涩滞，捻转、提插均困难，首先让患者全身放松，消除恐惧心理，稍延长留针时间，然后向上提针或捻转出针。若由体位改变所致，应让患者恢复原来体位，将针缓慢取出；若向单一方向捻针所致，应反方向捻针或左右方向捻针取出。仍无法取出时，可在滞针穴位附近做循按手法后再拔针；仍无法取出时，可用镊子夹持95%酒精棉球点燃加热针柄后拔针，或在该针附近再刺一针后拔针。

7.3 断针

如果进针过程中发现断针，残端仍显露于体外或断端与皮肤持平，嘱患者保持原来体位，向下按压皮肤，可用镊子将针取出。如断端深陷皮下，要先观察针体位置，必要时在X光引导下确定位置，手术取出残端。

7.4 烫伤

拔针后，如发现针眼局部发红、起疱、破皮等应立即冷敷降温，必要时涂抹烫伤药。

7.5 皮下血肿

刺破微细血管导致皮下血肿、瘀斑时，通常可自行消除。如红肿严重时，应先压迫止血，然后再给予冰敷5分钟。

团 体 标 准

T/CMAM M20—2019

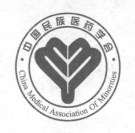

蒙医医疗技术操作规范
蒙医阿古日塔古鲁乎（熏蒸）技术

2019-12-30 发布   2020-06-30 实施

中 国 民 族 医 药 学 会 发 布

蒙医医疗技术操作规范 蒙医阿古日塔古鲁乎（熏蒸）技术

1 术语和定义

蒙医阿古日塔古鲁乎（熏蒸）技术是把配制好的药物放入特制的容器内蒸煮，或锅内煎煮后将药物放入熏蒸治疗仪蒸锅内，将容器口或熏蒸治疗仪喷气口对准所选穴位或部位，使含药的药蒸汽或雾气透过皮肤表层吸收、角质层渗透和真皮层转运进入血液循环而发挥抑黏、杀菌、消炎、止痒、止痛，以达到治病防病目的的一种外治疗法。蒙药熏蒸疗法具有药、热、汽、离子渗透等多种功能。熏蒸方法有直接熏蒸、间接熏蒸和熏蒸治疗仪熏蒸等多种。

2 范围

适用于尼敦奈乌冷格日病、牙痛、咽喉肿胀、鼻炎等五官科疾病；巴塔哈、湿疹、乌赫日伊力都等皮肤病；阿古希根热（肺炎）、蒙格日（支气管炎）、呼吸不畅（哮喘）、胃肠寒性赫依、消化不良、肾腰寒证等脏腑病；风湿及类风湿关节炎、强直性脊柱炎、乎朱奈乎英（颈椎病）、尼如奈乎英（腰椎病）等关节协日乌素病；妇女赫依症、子宫脱垂、阴道炎等妇科疾病及痔疮等密间疾病；肌萎缩、萨病等白脉病。

3 常用器具及基本操作方法

3.1 常用器具

蒙医熏蒸治疗仪、容器、蒸馏水、五味甘露剂或三子汤等配置好的药物、特制药袋、一次性中单、毛巾、无菌手套、氧气等。治疗室应安装换气扇，安静、整洁，阳光照射充足，温度适当，患者坐卧用床椅整齐；每日用紫外线灯照射消毒 1 次，每次 30 分钟。

3.2 基本操作方法

3.2.1 术前准备

除了诊断应做的检查、检验外，常规检查血常规、血糖及心电图；检测患者呼吸、脉搏、体温、血压；告知患者术中及术后可能出现的不良反应，签订知情同意书。

3.2.2 物品准备

蒙医熏蒸治疗仪，应每天清洗 1 次；或更换不同的药物时，应清洗干净后再使用。

3.2.3 体位

根据治疗部位或穴位，选择适宜的体位，且以患者感到舒适、肌肉保持放松、能持久熏蒸为宜。熏蒸腹侧穴位时，可选仰卧位；熏蒸背侧穴位时，可选俯卧位；熏蒸侧面穴位时，可选侧卧位；熏蒸头面部、前颈部、胸部、肩部、前臂、膝部、小腿及踝关节等处穴位时，可采用仰卧位、半仰卧位（前倾坐位）或坐位；治疗头、颈后部、背部、肩胛侧穴位时，可选择坐位或半俯卧位或后仰坐位。

3.2.4 药物加热

以蒙药熏蒸治疗仪的药物加热为例，描述熏蒸药物加热过程。药物装袋，扎紧袋口，放进蒙医熏蒸治疗仪蒸锅内，加适量蒸馏水，盖紧盖子，通电加热，待水温上升后喷气（避免输气管扭曲）。

3.2.5 熏蒸

蒙医熏蒸治疗仪喷气头开始喷蒸汽时，应对准所选穴位或部位进行熏蒸治疗，距离以 20cm 为宜，熏蒸 20 分钟。

每日 1 次，10 次为 1 个疗程。

3.2.6 术后处理

治疗结束后，用毛巾等擦干熏蒸部位，观察皮肤颜色，查看有无水疱或烫伤，如有及时用冷水冲洗或冷敷降温；告知患者注意事项及禁忌，观察患者的体温、呼吸、血压、脉搏等基本情况。如正常，嘱患者稍事休息后即可离去。做好治疗记录，清洗蒙药熏蒸治疗仪熏蒸锅，处理术中使用的器具及一次性耗材。

3.2.7 术后护理

起居方面，术后 3 天避免淋雨、风吹、游泳、浸水等；避免剧烈运动，日晒火烤，防止大量出汗。饮食方面，忌葱、蒜、姜、茶、烟、酒等刺激性食物及不易消化或生冷饮食 3 天。

4 常见病操作技术

4.1 巴塔哈（痤疮）

4.1.1 概述

巴塔哈是由于长期过度食用辛辣、热性、酸性食物导致三根失衡，协日乌素偏盛，又与黏虫感染相助，引发病血与协日乌素瘀积皮内，阻滞赫依血循环所致。面部或背部皮肤开始发生黑头小丘疹，渐变成多种皮损，重症遗留累及毛囊皮脂腺的慢性炎症性皮肤病。本病属蒙医"皮肤协日乌素病"范畴，亦称"古布德如"，与西医"痤疮"相对应。

4.1.2 治法治则

清除"恶血"，抑黏，燥协日乌素，改善赫依血循环。

4.1.3 操作方法

以蒙医熏蒸治疗仪为例描述熏蒸过程。熏蒸面部穴位时，可取坐位及仰卧位或半仰卧位；熏蒸背部穴位时，可取俯卧位或前倾坐位。清洗面部及温水擦拭背部，把配置好的五味甘露剂或三子汤 6g 装袋，扎紧袋口，放入蒙医熏蒸治疗仪蒸锅内，再加入适量蒸馏水，盖紧盖子，避免输气管扭曲，通电加热。待熏蒸治疗仪水温上升开始喷气时，将喷气头对准面部或背部选定的穴位或部位，距离以 20cm 为宜，每日 1 次，面部及腰背部可隔日交替进行，10 次为 1 个疗程。

4.2 尼敦奈乌冷格日病（急性细菌性结膜炎）

4.2.1 概述

尼敦奈乌冷格日病多由春秋两季诱发热证，外缘过度而血希拉热偏盛，肝胆积热，病血并黏，上攻于目所引起的疾病。即以眼红、畏光、流泪、涩痛为主要临床表现的疾病，具有流行性和传染性。检查时，可见眼睑肿胀，结膜充血，以睑结膜和穹窿部最为显著；结膜表面有脓性眼眵，结膜下出血，黑睛生翳，喜凉怕热，俗称"红眼病"。本病属蒙医"眼温病"范畴，与西医"急性细菌性结膜炎"相对应。

4.2.2 治法治则

清血希拉热，抑黏，改善赫依血循环。

4.2.3 操作方法

以蒙医熏蒸治疗仪为例描述熏蒸过程。根据患眼进行熏蒸治疗。温水擦拭后，将配置好的 10g 五味甘露剂装袋，扎紧袋口，放入蒙医熏蒸治疗仪蒸锅内，再加适量蒸馏水，盖紧盖子，避免输气管扭曲，通电加热。待熏蒸治疗仪水温上升并开始喷气时，将喷气头对准患眼处，距离以 20cm 为宜，熏蒸 20 分钟。每日 1 次，10 次为 1 个疗程。

4.3 萨病肢体痉挛（脑卒中痉挛期）

4.3.1 概述

萨病按寒热可分为"嘎拉萨"及"乌笋萨"两种。"嘎拉萨"是由于血、希拉增多后，赫依血循环受阻，引起肢体拘紧，肌肉、肌腱挛缩。一般多出现上肢屈肌痉挛、下肢伸肌痉挛为主的异常运动模式。本病属蒙医"白脉病"范畴，与西医"脑卒中痉挛期"相对应。

4.3.2 治法治则

清除血、希拉热，抑制肌肉痉挛，修复白脉。

4.3.3 操作方法

以蒙医熏蒸治疗仪为例描述熏蒸过程。根据痉挛部位，选择不同的穴位进行熏蒸治疗。如是肩、肘、腕、髋、膝、踝关节，可选坐位或后仰坐位或仰卧位，将配置好的10g五味甘露装袋，扎紧袋口，放入蒙医熏蒸治疗仪蒸锅内，再加适量蒸馏水，盖紧盖子，通电加热（避免输气管扭曲）。待熏蒸治疗仪水温上升并开始喷气时，将喷气头对准患者痉挛肢体所选穴位处，如肩部肩穴、肩前穴，或膝部内外膝眼穴，或髋部髋臼穴等。距离以20cm为宜，熏蒸20分钟。每日1次，10次为1个疗程。

5 禁忌证

a）高热患者、身体极度虚弱者禁用。

b）烫伤、冻伤等皮肤破损处禁用。

c）血压过高者禁用。

d）易过敏者及孕妇禁用。

6 注意事项

a）操作时，关好门窗，保持室内温度，避免风寒。

b）注意调整好喷气头与所选穴位或部位的距离，一般保持20cm为宜，以免过近引起烫伤。

c）根据患者体质和病情，灵活掌握熏蒸时间，一般以20分钟为宜。

d）治疗过程中应10分钟检查一次患者，温度是否适宜，询问有无不适。

7 异常情况及处理措施

a）如出现头晕、心慌、胸闷等症状时，应立刻停止治疗，让患者平卧休息。

b）如引起病患部位烫伤时，应立即用冷水清洗或冷敷。

c）如出现过敏严重时，应用脱敏药物处理。

d）如出现晕厥时，应用拇指按压人中穴，同时观察生命体征及血糖等；仍不苏醒或生命体征不稳者，应立即吸氧，采取急救措施。